Hanny D. Evigne

Das bipolare Gleichgewicht

... trotz Störung im Einklang mit sich selbst?

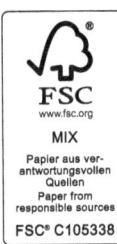

FSC
www.fsc.org

MIX

Papier aus ver-
antwortungsvollen
Quellen
Paper from
responsible sources

FSC® C105338

Herstellung und Verlag:
BoD - Books on Demand, Norderstedt
ISBN 978-3-7386-4242-1

Vorwort

„Es gibt kein großes Genie ohne einen Schuss
Verrücktheit!"

~ Aristoteles 384 – 322 v. Chr.

"Wer mit Ungeheuern kämpft, mag zusehn,

dass er nicht dabei zum Ungeheuer wird.

Und wenn du lange in einen Abgrund blickst,

blickt der Abgrund auch in dich hinein."

*Friedrich Nietzsche, Jenseits von Gut und Böse

Inhaltsverzeichnis

Einleitung

Zu aller erst möchte ich schon zu Beginn darauf hinweisen, dass es sich hierbei <u>nicht</u> um eine klassische Biografie handelt. Wer sollte auch eine Biografie von einer gänzlich unbekannten Frau lesen wollen, von der er nie gehört hat?!

Ein Ratgeber basierend auf vielen Erfahrungsberichten... das trifft es schon eher!
Grundsätzlich geht es in diesem Buch um die

bipolare Störung Typ 2.

Sie betrifft mich selbst und zudem auch noch viele andere Menschen. Ich berichte hier sowohl über meine eigenen Erlebnisse und Eindrücke, als auch von Beispielen weiterer Personen.

Ich werde einzelne Facetten meiner Symptome aufgreifen und näher erläutern, Persönlichkeitsmerkmale beschreiben. Meine Persönlichkeit ist durch typische Eigenschaften der bipolaren Störung geprägt, die sich so oder so ähnlich möglicherweise auch in anderen Betroffenen wiederfinden werden.

Mit diesem Buch möchte ich so verständlich wie möglich die Erkrankung erläutern, um hoffentlich die Kenntnisse sowie die Sichtweise Außenstehender zu optimieren.

Nicht jedem ist eine „bipolare Störung" bekannt, ein Großteil der Menschen kann mit dem Begriff so gar nichts anfangen.
Die Störung wird auch als **„manisch – depressive"** (Erkrankung) bezeichnet, was wahrscheinlich geläufiger ist, zumindest hat man beiläufig schon mal von ihr gehört.

Der Betroffene nimmt seine Umwelt anders wahr und erlebt

sein Dasein, seine Handlungen und Stimmungsformen anders als ein Außenstehender.

Nicht erkrankte (Gesunde) können oft nicht nachvollziehen, was in einem manisch-depressiven vorgeht und wieso er sich ungewöhnlich oder seltsam verhält.

Ich erhoffe mir hiermit das Vermitteln von Kenntnissen, sodass sich spätestens nach diesem Buch jeder ein Bildes davon machen kann, warum manche Menschen etwas „neben der Spur" sind.
Verständnis, Toleranz und etwas Gelassenheit möchte ich in erster Linie hiermit versuchen, zu erwecken.

Vor einiger Zeit ist es mir sogar gelungen, bipolarer Symptome mit Kreativität und Humor in Verbindung zu bringen. Das mag zwar ein bisschen verrückt klingen, aber es erleichtert die Sache erheblich!

Häufig ist die Umgangsweise der auftretenden Symptome schon entscheidend für den Verlauf der Erkrankung. Hat man erst einmal den Dreh raus, lässt sich gut bis akzeptabel damit leben. Wichtig ist, dass man seinen Beobachtungen genügend Aufmerksamkeit schenkt und sie zu seinem Vorteil umsetzt.

Die **Bip**olare **S**törung (**BPS**)betrifft Frauen wie Männer, sie findet ihren Ursprung innerhalb der Pubertät. Erkannt wird sie häufig erst viel später, durchschnittlich ab einem Alter von 30-40 Jahren.

Sie bricht vorwiegend während bzw. nach einer schweren Krise oder nach traumatischen Erlebnissen aus. Die genaue Ursache der Erkrankung ist noch nicht zu 100% geklärt.
Zum Teil kann man von einer Veranlagung zur **BPS** sprechen; bipolare Eltern können ihre Erkrankung durch Erbanlagen an ihre Kinder / Enkelkinder weitergeben.

Fakten aus medizinischer / psychologischer können den entsprechenden Fachbüchern entnommen werden.

Ich distanziere mich bewusst von genaueren Zahlen und Statistiken, da diese sich ohnehin durch weitere Forschungen ändern würden.

Meiner Ansicht nach halten sich Patienten, die psychisch erkrankt sind, zu sehr an Zahlen fest und messen diesen oft viel zu viel Bedeutung zu.

Umso panischer reagieren sie, wenn eine Statistik ihnen z. B. suggeriert, dass bei 90% der Erkrankten mindestens ein Suizidversuch unternommen würde.
Diese Zahl suggeriert manchem Patienten, sich mit in eine Statistik einzureihen, was natürlich kompletter Unfug wäre.

„Probleme" soll man sich nicht (unbewusst) einreden (lassen).
Wer Suizid noch nie in Erwägung gezogen hat, sollte sich von Statistiken nicht verunsichern lassen! Er kann froh sein und sich glücklich schätzen, dass ihm Selbstmordversuche erspart blieben (und hoffentlich bleiben).

Man muss die Menschen nicht noch kranker machen, als sie sowieso schon sind!

Hinzu kommt noch, dass ich kein Studium oder ähnliches absolviert habe, weshalb ich nicht leichtfertig mit Wissen um mich werfen möchte, welches nicht wirklich wissenschaftlich oder medizinisch belegt werden kann.

Zahlen ändern sich, Symptome sind und bleiben die, die vor 10, 100 oder 1000 Jahren auch schon bekannt waren.

Meine Erzählungen basieren hauptsächlich auf subjektiven Wahrnehmungen.

Dieses Buch ist kein medizinischen Ratgeber.

<u>Bei ernstzunehmenden Schwierigkeiten gilt ohnehin immer: unbedingt einen Facharzt aufzusuchen!</u>

Selbstdiagnosen sind grundsätzlich mit Vorsicht zu genießen und daher unbedingt zu vermeiden.

Ich möchte vorab darauf hinweisen, dass es weitaus schlimmere Formen der bipolaren Störung gibt, als die, mit der ich lebe.

Bei anderen Erkrankten sind viele der Symptome bedauerlicherweise deutlich gravierender ausgeprägt, als bei mir.
Ob ihnen mit diesem Buch wirklich geholfen wäre, weiß ich nicht genau – der Versuch ist es aber IMMER wert.

Im Laufe der Jahre, in denen ich von meiner Diagnose weiß, gab es etliche Fragen, auf die ich oft erst später als erwartet Antworten erhielt.

Die meisten Fragen zur BPS beantworten sich ohnehin von selbst, habe ich festgestellt.

Fachärzte haben natürlich auch auf so ziemlich jede Frage die passenden Antworten, allerdings sind diese dann stark fachbezogen.

Wie gehe ICH nun mit meiner BPS um? Wer beantwortet mir die Fragen, die mich persönlich betreffen?
Die kann auch nur ICH mir beantworten, niemand sonst.

Warum das so ist, erklärt sich von selbst:
Persönliche Erlebnisse, die individuelle Beschaffenheit der
eigenen Persönlichkeit, der Verlauf und die Entwicklung von
Umständen, Geschehnisse usw. ergeben bei jedem Menschen
eine gewisse Individualität.
Diese Individualität entscheidet, ob und wann jemand
erkrankte, wie die Erkrankung als Störung in Erscheinung tritt
und welche Umgangsweise bei jedem einzelnen erforderlich
ist.

Erschreckend war für mich schon die Tatsache, wie
unterschiedlich die Medikation der manisch-depressiven
insgesamt behandelt wird.

Während meiner Recherchen stieß ich auf zahlreiche Foren,
auf denen Betroffene sich über ihre Medikamente und weitere
Behandlungsmethoden austauschten.
Erfahrungsberichte über Antidepressiva , häufig kombiniert
mit weiteren Psychopharmaka etc. fand ich sehr häufig. Ich
war mir nicht sicher, was ich von den beschriebenen
Kombinationen (meist in hohen Dosen) halten sollte, im
Vergleich zu meiner deutlich geringen Dosierung.

Was da häufig an verschiedenen Medikamenten genannt
wurde von nur einer Person, finde ich heute noch sehr
erschreckend.

Ob „viel" auch wirklich viel bringt, wage ich zu bezweifeln.
Allerdings kann ich sehr wohl nachvollziehen, dass viele der
Erkrankten wesentlich mehr brauchen, als täglich 20 mg SSRI.

„Ein Großteil der bipolar Gestörten wird mit Antidepressiva
oder Lithium behandelt, zusätzlich wahlweise auch noch mit
Antiepileptika, Neuroleptika, Hypnotika und Sedativa."

Quelle: Selbsthilfeforum www-bipolar-forum.de

Beim lesen von so viel Chemie war ich manchmal am zweifeln, ob ich wirklich an dem erkrankt war, worüber die Erfahrenen da berichteten.
Die Schilderungen ihrer Symptome räumten diese Zweifel dann aber wieder aus.

Wenn keine eindeutige Diagnose gestellt wurde, besteht die Gefahr der Verwechslung mit **AD(H)S** – dem Aufmerksamkeits-(Hyperaktivität)-Defizit-Syndrom, welches anders behandelt wird, als eine **BPS**.
Bei beiden genannten Erkrankungen werden je völlig unterschiedliche Medikamente zur Behandlung eingesetzt.

Allein das dürfte ausreichend erklären, dass entsprechende Medikamente ausschließlich durch einen Arzt verordnet und somit rezeptpflichtig verabreicht werden dürfen.

Auf der Suche nach Antworten lernte ich mich sozusagen neu kennen.

Ich setzte mich sehr intensiv mit mir auseinander, beobachtete mein Verhalten genauer und unternahm die ein oder andere „Zeitreise", um an so viele Erinnerungen wie möglich zu gelangen, die hoffentlich weitere Hinweise zur BPS aufzeigen.

Je mehr ich über mich selbst erfuhrt, umso gelassener wurde ich mit der Zeit.

Gelassenheit ist ein ganz wichtiger Faktor, eine unverzichtbare Eigenschaft, die man sich unbedingt aneignen sollte, wenn diese fehlt.
Gelassen gerate ich nicht sofort in Panik - Panik kann wiederum zum ständiger Begleiter eines manisch-depressiven Menschen sein.

Optimal wäre natürlich das Ersetzen der Panik durch Gelassenheit, was allerdings nicht einfach umsetzbar ist.

Ich werde später auf einige weitere Eigenschaften zu sprechen kommen, die für uns von großer Bedeutung sind oder sein werden.
Hier entsteht dann wohl ein **Mix aus Geschichte; Dokumentation; Biografie; Ratgeber**, wie ich ihn schon einige male vorher zwar begonnen zu hatte zu schreiben, angefangen und nie fertiggestellt...

Was ich schreibe, erweckt auf dem ersten Blick den Eindruck eines Tagebuchs.
Ich schrieb schon als Teenager viel und immer aus dem Bauch heraus über das, was mich akut beschäftigte.

Was veranlasst mich dazu, ein Buch zu schreiben?

Mein grundsätzlicher Gedanke war ursprünglich der, viele meiner aktuelle Gedanken einfach in Worte zu fassen, positive wie auch negative.

Ursprünglich wollte ich für mich reflektieren, was sich bis jetzt getan hat, welche Entwicklungen und Fortschritte sich ergeben haben, wie ich mich damals sah und heute wahrnehme.
Während ich einfach darauf los schrieb, mich planlos schriftlich meiner Persönlichkeit und meiner Umgebung widmete, entwickelte sich zunächst die zaghafte Idee eines Buches, mit dem ich mich meinem Umfeld ggf. mitteilen könnte.

Dann aber wurde ich zunehmend sicherer darin, mich gar nicht mehr rechtfertigen zu wollen, warum ich was nicht gut kann oder weshalb sich Dinge bei mir anders ergeben, als geplant.

Wozu sich rechtfertigen und erklären, wenn sowieso immer nur das verstanden würde, was Leute verstehen wollen?!

Es bleibt jedem selbst überlassen, ob er das Wesentliche meiner Ausführungen erkennt, oder auch nicht.
Jemandem etwas aufzuzwingen liegt mir fern, denn es würde sowieso nichts an dem ändern, wie ich wahrgenommen werde.

Nachdem ich schon etlichen Seiten geschrieben hatte, kam mir die Idee:

Ich könnte doch versuchen, die ganze Angelegenheit auch positiver anzugehen und anderen Erkrankten vielleicht dazu verhelfen, sich und deren Störung (egal, wie ausgeprägt diese auch sein möge!) völlig neu zu wahrzunehmen.

Möglicherweise kann jemand, der seine Erkrankung problematischer erlebt als ich, seinen Blickwinkel verändern durch das lesen meiner Beschreibungen!
Im besten Fall entdeckt man evtl. Qualitäten oder andere Annehmlichkeiten an sich, auf die man sonst wohl nie gekommen wäre.

„Probieren geht über studieren!"

„Woher soll man wissen, wie hilfreich etwas für einen selbst sein kann, wenn man es nicht einmal versucht?"

Eine eindeutig positive Entwicklung kann ich meinerseits nicht von der Hand weisen, ganz sicher nicht.
Sollte sich in therapeutischer Hinsicht eine (oder auch mehrere Möglichkeit) für mich ergeben, würde ich diese trotzdem in Anspruch nehmen.

Ob sich diese als gewinnbringend erweisen wird oder nicht, zeigt erst der Versuch, mich darauf einzulassen.

„Der Versuch macht klug!"

Schlimmstenfalls würde ich einige Stunden Zeit investieren, die vielleicht für etwas anderes investiert hätte werden können. Aber, na und?

Von diesem Buch verspreche ich mir keine Reichtümer, um ehrlich zu sein.
Geld ist ohnehin nie der Grund für mich gewesen, ein Buch zu veröffentlichen.

Vielmehr sehe ich in diesem einen viel tieferen Sinn; nämlich den Wunsch, Betroffenen hiermit etwas wertvolles geben zu können – Zuversicht!

Zum einen ermöglichte mir das Schreiben über mich und die Erkrankung das Verarbeiten selbiger.
Ohne das Verfassen meiner Erinnerungen aus meiner Vergangenheit wäre ich auf viele frühere Begebenheiten wahrscheinlich gar nicht gekommen.

Zum anderen sehe ich in diesem Buch die Möglichkeit, Betroffenen wie auch Angehörigen, Informationen zuteil werden zu lassen, die man in der Form nicht unbedingt durch eine Selbsthilfegruppe erhalten dürfte.

Dort wäre die nötige Anonymität nicht wirklich gegeben, um sich so hemmungslos und detailliert über seine Erfahrungen aus Kindertagen austauschen zu können.

Fachärzte oder Therapeuten können Informationen auch nur bedingt weitergeben, recht oberflächlich und wissenschaftlich, nicht auf eigenen Erfahrungen basierend.

Man erklärte mir damals bei der Benennung meiner Diagnose, dass ich selbst herausfinden müsste, wann welche Episode bei mir eintrete und wie lange sie dauern würde.

Einen Richtwert hatte ich somit nicht.
Wie der Wechsel sich ereignen würde, brachte ich ebenso wenig in Erfahrung.

Es hieß, ich müsste mich genau beobachten und vielleicht eine Art **Gefühlstagebuch** führen, aus welchem dann später hervorginge, was sich wann und wie ereignete.

Mal führte ich eines ein, dann vernachlässigte ich jedoch das tägliche aufschreiben meiner Verfassung und der Gestaltung meines Alltages.

Konsequenz war damals eben keine meiner Stärken, davon abgesehen verlegte ich die jeweiligen Einträge und Notizen, da ich ständig versäumte, mir explizit dafür ein Buch oder Heft anzuschaffen.

Später erfolgte der Hinweis, ich könne **mit einem Smiley den jeweiligen Kalendertag markieren**, dies erleichtere mir eine Übersicht über dem ganzen.

Auch dies tat ich nur hin und wieder, da ich manche Tage gar nicht durch einen einzigen Smiley hätte deuten können, weil er sich einfach nicht mit einem einzigen Gesichtsausdruck deuten ließ.

Ich erkannte erst im Laufe der Zeit, was Phase war…

Im Nachhinein ärgert es mich schon ein wenig, dass ich nicht wenigstens versucht habe, ein Tagebuch zu führen oder Smileys in meinen Kalender eingetragen zu haben.

Es wäre mit Sicherheit hilfreich gewesen, mithilfe dessen für mich selbst reflektieren zu können.

Diese Möglichkeit habe ich mir verwehrt, **umso mehr rate ich jedem anderen dazu, seine Stimmung je nach Bedürfnis eines einzelnen zu dokumentieren.**
Damit macht man grundsätzlich nichts falsch, sondern man bietet sich und auch dem behandelnden Arzt eine kleine Übersicht, mit der sich besser arbeiten lässt.

Vorhin erst fiel mir auf, wie konkret ich meine Episoden besonders in den letzten Wochen benennen konnte, (**hypoman oder depressiv**).
So gut erkannte ich das vor einem Jahr noch nicht.

Es dauerte manchmal mehrere Tage, bis ich mir darüber im Klaren war, wo ich bin. Hätte man mich danach gefragt, hätte ich lange überlegen müssen und doch keine eindeutige Antwort darauf geben können.

Die letzte hypomane Episode überdauerte die gesamten heißen Tage (um die 30°C); ich brauchte kaum Schlaf, war aktiv (trotz der Hitze, die ich eigentlich überhaupt nicht gut vertrage); befasste mich mit Aufräumen, Sortieren und was mir sonst noch als wichtig erschien und sah mir einen Film nach dem anderen an.

Der Hang zum Übertreiben erfasst unterschiedliche Tätigkeiten, mit denen ich mich generell gern beschäftige. Was auch immer ich sehr gern mache, die Hypomanie lässt es mich wahnhaft tun und das über viele Stunden hindurch. Diese Phase überdauerte etwa 3-4 Wochen, schätze ich.

Vor wenigen Tagen dann ereignete sich der zu erwartende Wechsel zur depressiven Episode.

Seit etwa 5 Tagen kommen verstärkt Müdigkeit, Lustlosigkeit und Lethargie in mir auf und überdeckt still und heimlich die Symptome meiner Hypomanie.

Nun lebe ich seit etwa 6 - 7 Jahren mit der Diagnose einer *„bipolaren Störung des Typs 2"*.

Mittlerweile kann ich meine Symptome gut benennen und kontrollieren.
Um ehrlich zu sein, bin ich mir im Hinblick auf meine berufliche Entwicklung gar nicht mehr so sicher, inwieweit überhaupt eine Störung vorhanden ist.

Meiner jetzigen Tätigkeit ließe sich mit einer manisch-depressiven Erkrankung nicht so wirklich nachgehen.
Ich arbeite als Integrationshilfe und bewährte mich von Anfang an mit steigender Tendenz.

Positive Rückmeldungen erhalte ich sehr häufig, sodass ich mich zeitweise frage, wie ich all das überhaupt schaffe, wo ich doch im Grunde selber völlig unstrukturiert bin.

Wie kann ich dem so uneingeschränkt und konsequent nachgehen, als wäre ich vollkommen gesund? Außerhalb meiner Arbeitszeiten, zeigen sich zwar immer noch einige Symptome, am häufigsten zu Hause, nur überkommen sie mich nicht mehr mit voller Wucht.

Der Prozess, zu mir selbst zu finden und mich bewusster wahrzunehmen, war harte Arbeit, die einige Jahre meines Lebens in Anspruch nahm und noch nicht vollständig abgeschlossen ist.

Ich lernte ständig dazu und kam ja kaum hinterher, das erlernte zu verarbeiten.

Damals wäre eine Vollzeitbeschäftigung undenkbar gewesen, konnte ich ja kaum mehr den Anforderungen meines Mini-Jobs gerecht werden, für den ich bloß 2,5 Std. täglich zu arbeiten hatte.

Zum jetzigen Zeitpunkt bin ich zufrieden mit meinen bisherigen Bemühungen und ich behaupte, gut mit der Erkrankung umgehen zu können. Ich finde ausgesprochen gut, wie ich bin und bleibe mir treu.

Trotzdem lerne ich noch immer dazu, achte weiterhin auf mich und mein Verhalten und vervollständige meine Kenntnisse und mein Wissen über mich selbst und meine bipolare Störung.

Das Buch baut sich wie folgt auf:

Ich beginne damit, über meine Wurzeln zu erzählen, der Ursprung, der meine Persönlichkeit zu dem formte, wie und was ich heute bin. Dabei gehe ich auf die einzelnen und vor allem prägendsten Phasen meines Lebens ein und berichte von **„alltäglichem Wahnsinn".**
In allen Phasen finden sich Besonderheiten, die ich zumindest als mögliche Details in Erwägung ziehe, wodurch eine bipolare Erkrankung kenntlich gemacht werden kann, gefördert worden sein oder sonst mir ihr im Zusammenhang stehen könnte.

Danach gehe ich auf die Erkrankung selbst genauer ein und erläutere ihre spezifischen ***Symptome und Eigenschaften*** im einzelnen.
Meine Ausprägung der Symptome sind auf den ersten Blick deutlich weniger gravierend, als es bei vielen anderen bipolar erkrankten der Fall sein dürfte.
Der bei mir vorhandene Grad derer kommt dabei auch ausführlich zu Wort.

In jedem Fall wahre ich weitgehend meine positive Haltung und versuche diese auch dem Leser möglichst überzeugend nahezubringen.
Ich möchte deutlich machen, dass man als Betroffener seine Störung nicht ausschließlich als störend empfinden muss.

Um den Verlauf der Erkrankung nicht auch noch ungünstig zu beeinflussen, sollten bestimmte Gefahren gemieden werden.

Der Konsum von **Drogen, Alkohol und Medikamenten** eines manisch-depressiven sollte daher wirklich sorgfältig durchdacht oder besser vermieden werden (das gilt natürlich für jeden Menschen, Störung oder nicht!).
Deshalb weise ich im entsprechenden Teil des Buches auf die Risiken hin und bringe Beispiele mit ein.

Auswirkungen auf meine **berufliche Entwicklung** und grundsätzliches, was man bei der Arbeit als manisch-depressiver Mensch beachten sollte, behandle ich als nächstes.

Im letzten Teil komme ich schließlich zu den Aspekten einer **Partnerschaft unter dem Einfluss psychischer Störungen.**
Beziehungen in mehr oder minder „gestörter" Konstellation versprechen um einiges anspruchsvoller zu sein / zu werden, genauso wie spannend oder nervlich belastender, als scheinbar „gesunde" Lebensgemeinschaften.
Um es jedoch vorab schon mal zu erwähnen: NICHTS ist unmöglich!

Das Märchen einer perfekten Beziehung dürfte erhalten bleiben, realisierbar ist dieses weder mit, noch ohne psychischer Vorbelastung.

Ganz zum Schluss erst komme ich zu dem, was wohl als eine der bekannteste Begleiterscheinung der manisch-depressiven Erkrankung sein dürfte:
Dem Suizid, den Gedanken an **Selbstmord** und der Tragik, welche das Thema in sich birgt.

Suizid-Gedanken gelten als Teil der Symptome von bipolaren Störungen.
Normalerweise sollten sie folglich auch in der Auflistungen der Symptome in Betracht gezogen werden.

Aus gutem Grund hielt ich es für sinnvoller, diesen in dem betreffenden Teil des Buches zwar zu erwähnen, jedoch erst ganz zum Schluss näher darauf einzugehen.
Weshalb, wird hoffentlich zum Schluss deutlich werden.

Selbstmordgedanken sind ernstzunehmende Begleiterscheinungen, die einem Erkrankten das Leben insgesamt zur Hölle machen können.
Deshalb möchte ich mich mit der nötigen Ernsthaftigkeit der Angelegenheit widmen.

Der Betroffene sollte zu keiner Zeit das Gefühl haben, nicht ernst genommen zu werden.

Gleichzeitig möchte ich unbedingt verhindern, dass sich jemand, dem es schon schlecht genug geht, sich in seiner Tragik ignoriert fühlt – durch schlichte Abhandlung und kurze Benennung der Tragik, der ich nicht genügend Aufmerksamkeit zu verleihen scheine.

Auch Angehörige sollten durch den letzten Teil dieses Buches einen wirklich nachvollziehbaren Einblick in den wohl düstersten Teil der erkrankten Psyche erhalten.

Zumeist überfordert durch bisherige Selbstmordversuche, fällt es einem Partner, Elternteil oder gar Kind eines manisch-depressiven häufig immer schwerer, zu verstehen, was zum wiederholten Versuch von jemandem führen konnte, der sich zum x-ten mal das Leben zu nehmen versuchte.

Während man als Außenstehender ja oft dazu neigt, darin den schlichten Wunsch nach Aufmerksamkeit zu sehen, wird der Wunsch des Betroffenen, endlich sterben zu dürfen, stark unterschätzt.

Ein Mensch, der sich bereits mehrfach zu umzubringen versuchte, wollte hierdurch nicht einfach nur die Aufmerksamkeit der anderen auf sich ziehen...

Vielmehr sah er in seinem Leben keinen Sinn mehr, konnte selbiges nicht einmal mehr ertragen.
Die Annahme, er wolle schlicht bemitleidet werden, ist ganz und gar falsch!

Mitleid ist wohl das letzte, worauf jemand aus sein dürfte, wenn er im „Freitod" seine Erlösung sieht.

Direkt an den Leser:

Ich wünsche dir viel Spaß und neue Erkenntnisse durch dieses Buch. Außerdem hoffe ich, dass du Gefallen an dir und deiner eigenen Geschichte findest, die dir bestimmt bewusster wird, je mehr du dich in meinen Erklärungen und Ausführungen meinst, wiedergefunden zu haben.

Im besten Fall verhilft das Buch dazu, Erklärungen zu finden, nach denen du schon länger gesucht hast.

Sobald dir bewusst wird, dass eine gesunde Portion Humor sich auf jeden Fall positiv auf deinen Umgang mit dir und der Störung auswirken kann, bist du einen entscheidenden Schritt weiter vorwärts gekommen.

Neben Humor stößt du beim Lesen allmählich auf einige weitere Eigenschaften, die dein Leben bereichern und jedes Leid (mit oder ohne BPS) deutlich vermindern können.

Als manisch-depressiver Mensch bist du nicht allein, denn es gibt außer dir und mir noch viele andere „Leidensgenossen", viel mehr, als du vielleicht denkst!

Es besteht kein Grund, sich der manisch depressiven Erkrankung wegen zu schämen, sich zu verkriechen. Aufgeben darf keine Option sein.

Bedenke, dass viele berühmte Persönlichkeiten, Künstler aus frühester Zeit schon als erkrankt an einer bipolaren Störung bekannt wurden und wahrscheinlich ohne diese kaum ihre Erfolge hätten feiern können.
Während der manischen oder hypomanen Phase vermag man häufig, seine Talente mit hervorgehobener Genialität und bei deutlich längerer Ausdauer im Schaffen seiner Kunst ausleben zu können.

Poesie klingt dann wie ein Zauber;
Bilder und andere Werke werden vollkommener denn je und Schauspieler oder Sänger zeichnen sich je nach Phase selbst zu übertreffen und an Perfektion zu erlangen, wie kaum ein anderer.

Künstler, deren Persönlichkeit als manisch-depressiv galt, sind weltweit bekannt für ihre überzeugenden Darbietungen und herausragenden Leistungen, für die sie geschätzt und sogar verehrt wurden / werden.

Menschen wie u.a. Ludwig Van Beethoven, Marilyn Monroe, Falco oder Ernest Hemmingway stachen durch ihr „eigenwilliges" Verhalten hervor und dürften Vorlage für den Ausdruck: „Verrücktes Genie" gewesen sein.

„Es gibt kein großes Genie ohne einen Schuss Verrücktheit!"
~ Aristoteles 384 – 322 v. Chr.

Bipolare Erkrankungen waren wohl die häufigsten der psychiatrischen Erkrankungen zahlreicher Künstler.
Viele von ihnen starben bedauerlicherweise durch Suizid oder durch „ungeklärte Umstände", doch ihnen allen lässt sich mit Sicherheit nachsagen: **sie lebten!**
Sie alle lebten und ließen sich durch ihre Verrücktheiten, Ihre Eigenarten, ja selbst durch ihre Wechselhaftigkeit nicht davon abhalten, das Leben trotz allem zu leben und zu lieben.

Sie lebten ihre Leidenschaften, woran ein Großteil der Menschheit sich erfreuen konnte und auch heute noch kann. Durch Begabung, durch das Leben einer Leidenschaft erlangte so mancher erkrankte Künstler eine Art Unsterblichkeit, wenn man es genau nimmt.

Also Lebe!!

Lebe und arrangiere dich mit dir, lerne zu lieben (vor allem dich selbst) und zu schätzen, wer und was du bist. Bipolar oder nicht, … du bist etwas besonderes, ein Unikat!

Sei überzeugt von dem, was du tust und genieße, was du schaffen kannst.

Erlebe dich und deine Stärken bewusst und versuche, selbst deine Schwächen als gewinnbringendes Instrument zu nutzen.

Aus allem das beste zu machen, sollte eine deiner Grundeinstellungen zum Leben sein. Es ist sicher nicht immer leicht, in allem etwas brauchbares, etwas positives zu sehen, doch Bemühungen dahingehend zahlen sich früher oder später ganz sicher aus!

Erweitere deinen Horizont und lerne, dass alles in deinem Leben einen Sinn macht. Betrachte die Dinge von verschiedenen Seiten, versuche bei allem Erlebten zu berücksichtigen, dass es dich dahin gebracht hat, wo du jetzt bist.

Jede Erfahrung ließ dich ein weiteres Stück wachsen und deinen Geist zu mehr Reinheit und Reife verhelfen.
Jede Niederlage, jeder Schmerz und jeder traurige Moment führen dich näher zu dir selbst.
Nutze deine Fähigkeiten und lerne aus deinen Schattenseiten, alles an dir kann nur so schön sein, wie du es machst.

**Hab Spaß an dir, Spaß am Leben und vor allem ~
Spaß an diesem Buch! :)**

Mein ganz normaler Wahnsinn

Diagnose: Ende & Anfang

Vor etwa 6 Jahren brach die Welt um mich herum zusammen und hinterließ Chaos, Verwüstung, Zerstörung, wo ich auch hinsah.
Meine Familie brach komplett auseinander, die Ehe schien irreparabel kaputt zu sein und ich selbst war ein einziger Haufen Elend.

Mitten in den Trümmern meines Lebens sitzend, weinte ich den ganzen Tag lang vor mich hin und badete ungewollt in meinem Selbstmitleid.
Ich fühlte mich alleingelassen und hilfloser, als jemals zuvor. Mich quälte die sich ständig wiederholende Frage, wie es überhaupt soweit kommen konnte.

Etwa vier Jahre davor zog ich mit meinen Kindern aus unserer Heimatstadt K. hierher, was immerhin 300 Kilometer voneinander entfernt lag.
Der Umzug fiel meinen Kindern sehr schwer, was ich damals wohl nicht sehen wollte. Wie sehr sie darunter litten, wurde mir erst im Laufe der Jahre klar, sodass ich die Augen davor nun nicht mehr verschließen konnte.

Mein Sohn fiel durch sein Aufmerksamkeits-Defizit-Syndrom (**ADS**) immer häufiger in der Schule auf.
Er war in der Schule „**verhaltensauffällig**" und setzte sich auch in seiner Freizeit mit Unfug auseinander, die Polizei war nun schon fast täglich bei uns, oder unterrichtete mich telefonisch von aktuellen Vorkommnissen.

Schließlich wendete ich mich an das Jugendamt...

Trotz der Unterstützung, die ich mir durch die zuständige Behörde versprach, wurde sein Verhalten nicht besser sondern immer auffälliger, extremer.

Ich bat sogar um eine Familienhilfe, die uns mehrmals in der Woche besuchte.

Diese Maßnahme erwies sich übrigens als die sinnvollste überhaupt, alle anderen scheiterten kläglich.

Es kam schließlich soweit, dass mein Sohn für etwa ein Jahr in einer Wohngruppe untergebracht wurde, da ich irgendwann gänzlich mit der immer schwieriger werdenden Situation überfordert war.

Dies sollte uns zuerst genügend Abstand zur bestehenden Problematik bieten und uns dann allmählich wieder zueinander führen.

In der Wohngruppe schien er sich wieder einigermaßen zu fangen und wirkte schon bald entspannter und umgänglicher als vorher. Das vermittelte uns Zuversicht und ließ uns hoffen, unser Familienleben würde sich fortan entspannter gestalten, wenn er erst wieder zu mir nach Hause käme.

Mein „Lebensgefährte" und ich heirateten und versprachen uns dadurch einen engeren Zusammenhalt und insgesamt „mehr Familie".

Tatsächlich wirkte zunächst alles ruhiger und wir kamen insgesamt besser miteinander aus, als er wieder nach Hause kam.

Kurz darauf entschied jedoch sich der Sohn meines Mannes (mein Stiefsohn also) eines Morgens spontan dazu, zu seiner Mutter zu ziehen, ohne vorherige Absprache mit seinem Vater, worüber dieser mehr als verärgert war.

Seine Enttäuschung über den plötzlichen Rückzug seines Sohnes bereitete der ohnehin schwierigen Vater-Sohn-Beziehung einen weiteren Bruch, was beide zunächst den Kontakt zueinander meiden ließ.

Mein Sohn schien schon nach relativ kurzer Zeit erneut unzufrieden mit seinem zu Hause zu sein, wurde er nun allmählich krimineller, beging Diebstähle und machte sich weiterer Straftaten schuldig.

Zwei Erwachsene mit völlig unterschiedlichen Erziehungsmethoden im Gepäck bedeuteten für die Kinder eben nicht das, wonach sich diese nun mal sehnen - nämlich nach Sicherheit, Geborgenheit und einer harmonischen Familienatmosphäre, in der sie sich wohl fühlen können.

Damals sah ich jedoch zunehmend mehr mich selbst als Grund oder Auslöser der Ausbrüche meines Sohnes. Zuerst nahm ich an, ich wäre zu streng; dann ging ich davon aus, es fehle an der nötigen Konsequenz; schließlich befand ich mich schlicht als unfähig, meinen Kindern eine vernünftige Erziehung bieten zu können, geschweige denn ein liebevolles Zuhause!

Als meine Tochter irgendwann auch noch ständig darum bat, zu ihrem Vater nach K. zurück zu dürfen, zweifelte ich ganz und gar an mir und meinem Dasein als Mutter. Durch vehementes Flehen und viele Tränend erkannte ich irgendwann, wie unglücklich die kleine Maus in der momentanen Situation war und wie sehr sie sich wünschte, bei ihrem Vater zu leben.

So besprach ich mit meinem Ex-Mann den Ernst der Lage und wir veranlassten kurz darauf tatsächlich ihren Umzug nach K, was mir nun endgültig das Herz gebrochen hatte.

Ich versuchte, diese Umstände zu akzeptieren und nicht daran zu zerbrechen. Stattdessen konzentrierte ich mich darauf, meinem Sohn den nötigen Halt zu bieten, damit er nicht ganz und gar auf die schiefe Bahn geraten würde. Meine Tochter konnte ich in den Ferien zu mir holen und sie natürlich auch telefonisch sprechen.

Meine gerade erst geschlossene Ehe, die jetzt schon stark strapaziert war, wollte ich ebenfalls im Auge behalten, denn ich befürchtete immer mehr, dass eine Trennung vielleicht nicht mehr zu verhindern war.

Irgendwann fiel mir auf, dass ich mich jeden Abend in den Schlaf geweint hatte.
Den einzigen Trost fand ich im Rotwein Wein, mit dem ich sämtlichen Kummer zu ertränken versuchte! Meine verweinten, geröteten Augen an jedem Morgen waren im Grunde ein deutliches Signal dafür, dass ich mich nun endlich aufraffen sollte um einen Psychologen für mich zu suchen.

Dabei stellte sich schnell heraus, dass für meine akut schlechte Verfassung offensichtlich keine schnelle Hilfe greifbar schien.
Mit Wartelisten vertröstete man mich in jedem Telefonat, das ich führte, weshalb ich schon ganz bald keine Anrufe mehr tätigte und mir vornahm, mich irgendwann später erneut um einen Termin zu bemühen.
Das ging natürlich in all dem heillosen Durcheinander immer wieder unter.

Eines Tages ereignete sich dann die Katastrophe, an der wirklich alles auseinander brach.
Mein Sohn lief mit einigen Kumpels durch die Siedlung und fuchtelten aus purer Langeweile unüberlegt mit Feuerzeugen herum, das Wohnmobil meines Mannes fing

dabei Feuer und brannte lichterloh.

Feuerwehr und Polizei waren vor Ort, mein Mann brach in der Küche unter Tränen zusammen, da er in letzter Zeit sowieso geprägt genug war durch weitere schicksalhafte Ereignisse.

Die Polizei wollte meinen 15-jährigen Sohn mit zur Wache nehmen, was mir in dem Moment gerechtfertigt vorkam.

Ich war am Ende aller Kräfte und befürchtete, dass er auch in der Wohnung noch weiter mit Feuer hantieren würde. Außerdem konnte ich nicht sicherstellen, ob mein Mann oder auch ich die Beherrschung verlieren würden.
Wir alle waren gelähmt vor Entsetzen über das, was passierte.

Ich wollte, dass sich mein Sohn über die Tragweite seiner jüngsten Tat bewusst wird und er endlich begreift, dass es so nicht weitergehen konnte.
Eigentlich war ich nicht mehr in der Lage dazu, klar zu denken, starrte nur noch ins Leere und hoffte darauf, dass mich nun ein Blitz treffen würde und mich damit von allem Leid erlöste...
Glücklicherweise fand sich schon bald ein Therapieplatz für meinen Jungen, der ihm ermöglichen sollte, sich „wieder zu fangen".
Es handelte sich um eine Langzeittherapie, die durch regelmäßiges Telefonieren und Besuchskontakte einigermaßen erträglich für ihn wie für mich sein sollte.

Bald darauf beschlossen mein Mann und ich, dass wir uns zumindest räumlich trennen, bevor die Ehe ganz und gar in die Brüche geraten würde.
Zu meinem Glück fand ich bald darauf ein kleines Appartement, in das ich dann einzog.

Schon in den ersten paar Nächten allein in meiner Wohnung hörte ich Stimmen, sah Schatten und wurde heimgesucht von Panikattacken.
Ich erkannte, dass auch ich nun ganz, ganz schnell Hilfe benötigte.

Eine Arbeitskollegin hatte mir erst neulich von einem Psychiater erzählt, welchen ich am nächsten Morgen sofort anrief.
Ich weinte vor Erleichterung, als man mir einen Termin anbot, 4 Wochen später!

(Jeder Versuch, einen Termin bei einem Facharzt in der Richtung zu bekommen, scheiterte bereits beim ersten Anruf daran, dass ich mich mit Wartezeiten von bis zu einem Jahr einfach abgespeist fühlte.)

Der Psychiater / Neurologe, den ich aufsuchte, machte einen sehr netten und sympathischen Eindruck auf mich. Es kam nach ausführlichen Vorgesprächen schon bald zu einer Diagnose:

Bipolare Störung (Typ 2).

Das musste ich erst einmal verdauen!

Mein Mann und ich entschieden kurz vorher, dass wir unsere Ehe nicht beenden wollten.

Wir wollten zunächst in getrennten Wohnungen bleiben und den Kontakt weiterhin aufrecht erhalten und pflegen, um endlich wieder zueinander finden.
Gleichzeitig wollte ich auch die Beziehung zu meinen Kindern durch regelmäßigen Kontakt zu ihnen wieder festigen.

Es gab einiges für mich zu bewältigen, es lag viel Arbeit vor mir.

Ich beschäftigte mich sehr intensiv mit dem Thema BPS, mit mir selbst, führte Gespräche mit meinem Mann über die Erkrankung und lernte, lernte, lernte...

So anstrengend das auch war, aber wir rauften uns irgendwann wieder zusammen, bezogen gemeinsam ein Haus und kümmerten uns intensiv darum, dass wir als Paar wie als Eltern wieder zueinander fanden.
Die Beziehung zu unseren Kindern wurde von uns beiden auf unterschiedliche Weise überarbeitet und intensivierte sich glücklicherweise wieder allmählich.
Viel Liebe, Zeit und Geduld führten uns schließlich in eine positive Richtung.

Positives Denken klingt gerade in schwierigen Zeiten schon fast wie Hohn und für manchen bestimmt auch lächerlich.
Allerdings kann Zuversicht und eine positive Grundeinstellung von großem Nutzen sein.
Aus allem das beste machen, in allem das Positive zu erkennen, lässt einen so manchen Schrecken weniger schrecklich erleben.

Der Kampf gegen das „sich hängen lassen" war ein harter! Vor allem war ich in gewisser Weise schon gefallen und musste lernen, wieder aufzustehen.

Erst eine positive Haltung gegenüber den Dingen, die man zu erleiden meint, hilft beim „nach vorne sehen".
Jede Erfahrung bietet einem die Möglichkeit, aus ihr zu lernen.
Aus Fehlern lernt man bekanntlich so und sieht vieles mit ganz andern Augen.

Optimismus trotz Realismus – aber immer schön auf dem Boden der Tatsachen bleiben!

Der Glaube an das Leben, an mich, an den Sinn des Lebens, das Universum... war mein größter Halt.

Glauben... heißt: sehr wohl, zu wissen!

Als mein Sohn etwa ein Jahr alt war, stellte sich für die Familie und mich die Frage, wann und vor allem wie er denn nun getauft werden sollte. Der Kindesvater war selbst katholisch und ging davon aus, dass auch sein Sohn katholisch getauft werden müsse.

Ich selbst konnte dem Katholizismus jedoch noch nie etwas abgewinnen und war von vornherein nicht einverstanden mit dieser Glaubensrichtung. Als sogenannte Heidin konnte ich jedoch nicht viel zur Taufe sagen.

Meine Eltern hatten mich nie taufen lassen, da mein Vater Muslime und meine Mutter evangelische Christin ist. Sie konnten sich wohl nie auf eine Richtung einigen und entschieden daher, ich solle mich eines Tages selbst für einen Glauben entscheiden und wählen, ob und wie ich mich dann taufen lassen würde.

Darüber machte ich mir als Kind und auch als Jugendliche nie großartig Gedanken. Mir fehlte schlicht der Bezug zur Religion.

Ab und zu stellte ich Fragen an „Gläubige", die ich so kannte, um mich vielleicht an den mir gegebenen Antworten zu orientieren.
Doch wirklich bedeutend schienen mir diese Antworten nie zu sein, ich hatte keine Vorstellung von dem, was sie alle als „Gott" bezeichneten.

Die kulturellen Unterschiede, die sich in meinem Zuhause mehr als deutlich zeigten, ließen den offenen Umgang mit Religion und ihren Hintergründen nicht zu, sodass ich mich nie wirklich mit ihr auseinandersetzen und mich mit ihr vertraut machen konnte.

Als mir nun dazu geraten wurde, mich einfach an Kirchengemeinden zu wenden, um mich mit deren Pfarrern unverbindlich über Glaube, Taufe usw. zu unterhalten, orientierte ich mich zuerst an der naheliegenden Kirche, die sich wenige Meter von meiner Wohnung befand.

Diese wurde von einer Pfarrerin verwaltet, die auf Anhieb sehr sympathisch auf mich wirkte und mich sehr beeindruckte mit ihrer toleranten Haltung zu dem Thema.

Mir imponierte, dass sie mir offenbar nichts „andrehen" zu wollen schien und tatsächlich alles offen ließ.
Wir trafen uns und sprachen nur miteinander, wobei sie wohl gut zu verstehen schien, weshalb ich kaum einen Bezug zur Kirche hatte und den Inhalt der Bibel ebenso wenig kannte wie den Unterschied zwischen der „katholischen" und der „evangelischen" Gesinnung.

Die Pfarrerin überließ mir allein, wohin ich denn tendieren würde und schlug vor, ich solle mich einfach bei ihr melden, wenn ich mich definitiv für die evangelischen Taufe in ihrer Kirche entscheiden würde.
Sie bot mir an, gern für mich da zu sein, wenn ich weitere Fragen an sie hätte.

Bald darauf entschied ich für meinen Sohn und mich eine gemeinsame evangelische Taufen und suchte für uns beide je einen Taufspruch aus.

Ein sehr schöner Taufspruch fiel mir sofort ins Auge:

„Selig sind die, die nicht sehen und doch glauben!"

Damit erschien mir alles so klar!

Im Grunde bewahrte ich wohl schon immer eine Form des Glaubens tief in mir drin, ich ordnete diesen nur nirgendwo konkret zu.

Bis heute kann ich diesem Glauben keinen bestimmten Namen geben oder ihn in eine Schublade packen, wie alle anderen mir bekannten Richtungen.

Ein ganz eigener Glaube existierte schon immer und festigte sich mehr und mehr, ohne feste Rituale mit ihm zu verbinden.

Das, was über mir steht und ohne jede Gestalt über mich wacht, hat keinen Namen.

Meine „Gebete" werden nicht mit gefalteten Händen oder durch Phrasen ausgedrückt, die zuerst auswendig gelernt werden mussten.

Das über mir stehende Universum, das mich gleichzeitig umgibt und genauso in mir vorhanden ist, halte ich für meinen Ursprung, sowie für das, wohin ich wohl eines Tages gehen werde.

Meine Lebensweise beinhaltet Richtlinien, die sicherlich auch in der Bibel oder anderen Büchern vertreten werden.

Nächstenliebe ist beispielsweise eine dieser Richtlinien, eine Überzeugung, die ich stets bemüht bin zu achten.

Es ist mir natürlich nicht möglich, jeden Menschen dieser Erde zu lieben, wie ich mich selbst liebe.

Auch mir begegnen solche, die ich aus welchem Grund auch immer, nicht sonderlich mag.

Dennoch würde ich einem Menschen nie etwas schlechtes wollen, nur weil mir dieser nicht besonders nahe steht.

Selbst meinen ärgsten Feind versuche ich, wenigstens zu achten und ihn als Person zu akzeptieren.

Einem Bedürftigen würde ich immer und unter allen Umständen zu helfen versuchen, so gut ich eben kann.

Meine Überzeugung gilt uneingeschränkt dem „Guten" und zwar zu jeder Zeit.

Mein Leben richte ich entsprechend aus und bedaure, wenn ich meiner Überzeugung einmal nicht gerecht werden konnte.
Schicksalsschläge machten mich zwar traurig, ließen mich aber nie wirklich am Universellen zweifeln.

In noch jungen Jahren sah ich in ihnen eine Art von Bestrafung für etwas, was ich zuvor schlimmes verbrochen haben musste. Ich ging davon aus, dass dies nun die Rache sei für etwas, was ich einst fürchterliches getan habe.

Irgendwann sah ich ein, dass Bestrafung und Rache als Erklärung für leidvolle Ereignisse eher unsinnig waren. Vielmehr nahm ich an, dass es sich bei ihnen um Prüfungen handeln musste.

Vermeintliche Prüfungen führen mich zu dem, was für mich vorbestimmt ist.
Eigentlich führen mich alle Ereignisse irgendwie dahin, wohin ich soll...

Meine Entwicklung prägt meine Beschaffenheit; je mehr ich erfahre, umso mehr gelange ich an Wissen um meine Existenz.

Mein Glaube verleiht jedem noch so harten schicksalhaftem Erlebnis einen Sinn und lässt mich daran wachsen, stärker werden.

Meine Existenz strebt nach Vollkommenheit, derer ich mich mit jedem weiteren Ereignis, Erlebnis ein Stückchen nähere.

Ich halte auch heute noch daran fest und lebe meinen Glauben mit voller Überzeugung.
Ohne den Glauben an etwas würde mir mit Sicherheit der Sinn in allem fehlen und mein Dasein so ziemlich wertlos für mich erscheinen lassen.

Meinem Glauben verdanke ich, „sehen" zu können; mein Leben erhält durch den Glauben mehr an Sinn, Tiefe und Bedeutung und lässt mich somit auch schlimmste Zeiten überstehen und gestärkt aus ihnen hervorgehen.

Der Wandel

Vor zwei Tagen erst sprach ich mit jemandem darüber, wie gut ich meine Episoden mittlerweile im Griff hätte.
Durch harte Arbeit gelang mir mit der Zeit eine Veränderung meiner Sichtweise und der alltagstaugliche Umgang mit Stimmungsschwankungen & Co.

Meine sogenannten „Extreme", wie mein Mann sie gern bezeichnete, ließen sich zunehmend besser kompensieren und erträglicher für mich und meine Umwelt gestalten.

Was zu viel ist, wird reduziert und was zu wenig ist, versuche ich auszugleichen.

Selbsthilfegruppen können sich als sehr hilfreich erweisen, genauso wie andere Anlaufstellen, die dem Erkrankten das Gefühl vermitteln, aufgefangen zu werden und nicht ganz allein mit seinen Problemen dazustehen.
Hilfe für Betroffene (und deren Angehörige) gibt es in verschiedenen Formen und das nicht zu knapp.
Doch die beste Hilfe erweist sich als unnütz, wenn sie nicht vom Hilfesuchenden angenommen wird.

Therapeutische Hilfe und / oder regelmäßige Besuche beim behandelnden Arzt sind in jedem Fall unverzichtbar.

Im Laufe der letzten Jahre lernte ich, meine Stimmungsschwankungen einigermaßen zu kontrollieren und wenn möglich, sogar teilweise zu optimieren.

Ein Stimmungstief muss nicht zwangsläufig bedeuten, dass ich mich gehen lasse und zurückgezogen von allem dem Fall in die Tiefe beuge.
Ein solches Tief versuche ich mir, so angenehm und nützlich wie möglich zu gestalten, so seltsam das auch klingen mag.

Natürlich kann ich nicht unbedingt lachen, wenn ich zu Tode betrübt bin, doch das verlangt ja auch niemand von mir!
Meine Laune muss nicht immer strahlend froh sein, der Himmel ist schließlich auch nicht immer blau!

Anstatt im Bett liegen zu bleiben, stehe ich auf und dusche mich wach.
Danach bin ich vielleicht eher dazu bereit, das Haus zu verlassen und mich unter Menschen zu begeben.

Vielleicht erhellt es meine Stimmung, wenn ich mir etwas gönne oder etwas tue, was mir Spaß macht.
Wie wär's denn mit der Gesellschaft eines Menschen, den ich gern um mich habe?

Wenn alle Stricke reißen, mache ich etwas Verrücktes, um einen beschissenen Tag wenigstens mit einem Lachen / Lächeln ausklingen zu lassen.
Spätestens dann habe ich gewonnen und mich nicht zum Sklaven meiner depressiven Stimmung machen lassen.

Es ist immer einen Versuch wert, seine Einstellung zu sich und der vorhandenen schlechten Stimmung zu überdenken und nach Wegen zu suchen, diese wenigstens teilweise zu erhellen.

Als wirklich lethargisch oder depressiv kann ich meine Stimmung inzwischen kaum mehr bezeichnen ~ auch verfalle ich ihr nicht mehr! Ein „Tief" nehme ich hin und akzeptiere, dass nun mal nicht immer die Sonne scheinen kann.
Es regnet, na und?

Ohne Regen wüssten wir wohl kaum, die Sonne zu schätzen, oder?

Es gibt nun mal Tage, an denen ich etwas ruhiger bin als sonst, aber die muss ich mir deshalb noch lange nicht schlecht reden oder aus der Ruhe unbedingt Traurigkeit / Einsamkeit werden lassen.
Ich kann auch gut einfach nur ruhig sein, ohne nach unten hin auszuarten – alles eine Frage der Einstellung.
Dunkelheit hat auch einige Vorzüge zu bieten, derer man sich einfach nur mal bewusst werden sollte.

Ich nehme beide Episoden so wie sie sind an und versuche in jedem Fall, optimistisch zu bleiben.
Gedanklich befasse ich mich kaum mehr mit den jeweils bevorstehende Episoden, bis ich mich schließlich zufällig in ihnen erkenne. Dann richte ich mich soweit auf die Episode ein und assoziiere in deren Eigenschaften erst einmal positives.

Diesen Optimismus erlangt man nicht von heute auf morgen, auch eignet man sich den nicht ohne weiteres an.
Durch häufiges Reflektieren ergaben sich nachhaltige positive Auswirkungen oder Schlussfolgerungen, die selbst einer noch so gereizten Stimmung noch etwas Gutes zuzuordnen ließen.

Aus allem das beste zu machen, sollte als zukünftige Lebenseinstellung dominieren.
Es ist zwar nicht ganz leicht, in allem etwas positives zu finden, doch wer wirklich danach sucht, findet für sich auch etwas brauchbares.

Die **depressive Episode** kann sich für manche Tätigkeiten oder Vorhaben geradezu perfekt eignen.
Man muss nur herausfinden, welche da für einen selbst in Frage kämen.
Handarbeit, Malen, kreative Beschäftigungen sind optimal an Tagen, an denen man sehr ruhig und in sich gekehrt ist.

Den Hintern hoch zu bekommen fällt mir häufig schwer, aber einmal überwunden, gebe ich mich mit Vergnügen der Beschäftigung hin, die ich mir ausgesucht habe.

Für den Fall, dass ich für Feinheiten oder gestalterische Dinge nun doch kein Händchen zu haben scheine und mir einfach nichts gelingen will, sehe ich mir einen Film an, lese ein Buch... das regt zumindest den Geist an und man darf passiv sein.

Man ist ja nicht gleich faul und gammelt herum, nur weil man gern mal wieder ein gutes Buch lesen möchte!

Meine **Hypomanie** eignet sich für so ziemlich alles, was ich gern mache. Allerdings fehlt mir häufig die nötige Ruhe für filigrane Tätigkeiten, bei denen man nicht unbedingt zittern sollte.

Was ich jetzt überhaupt nicht kann, ist längeres sitzen vor dem Fernseher.
Ich würde zunehmend unruhig werden, häufig aufstehen (sodass ich das meiste dann sowieso verpasse), ungeduldig werden.

Zappelig und ungeduldig kann ich mich selbst manchmal überhaupt nicht ausstehen, also lasse ich die Kiste besser ausgeschaltet und erledige Arbeiten, die ich sonst nicht so gern mache.

Dank der manischen Züge kann ich aus dem ungeliebten Putzen in einen Putzwahn hineingleiten, der sich zudem noch als praktisch erweist: den Haushalt habe ich in null Komma nichts erledigt und die Zeit verging dabei wie im Fluge.

Warum manisch, wenn man hierzu auch fleißig sagen kann? Klingt doch viel besser!

Am heutigen Tag zum Beispiel, war ich noch nicht sehr aktiv (was mich nicht wundert).

Erstens konnte ich in der vergangenen Nacht kaum schlafen und zweitens bringt die „Depri-sode" ohnehin nicht viel Aktivität mit sich.

Als betrübt oder gedankenverloren würde ich mich allerdings auch nicht bezeichnen. Im Gegenteil, ich verbrachte locker 8 Stunden damit, dieses Buch weiterzuschreiben.

Untätig war ich also nicht!

Wie sinnvoll die jeweils gewählte Beschäftigung für einen ist, muss jeder für sich selbst entscheiden.

Ich hätte auch 8 Stunden lang chatten können, doch das hätte ich im Nachhinein garantiert als reine Zeitverschwendung gesehen und mich vielleicht auch darüber geärgert.

Das Wetter ist recht bescheiden, ganz und gar nicht stimmungsaufhellend mit seinem Grau-in-Grau am Himmel und viel Wind und Regen, auf mein Gemüt wirkt sich das normalerweise absolut demotivierend aus.

Trotzdem bin ich recht neutral und lasse schlechte Laune oder Melancholie gar nicht in mir aufkeimen.

Ein wenig „Kopflos" nutze ich diesen Zustand sinnvoll, indem ich mich um kleinere Hausarbeiten kümmere. Nach draußen zieht es mich heute nicht unbedingt, daher versuche ich, Erledigung außerhalb des Hauses auf morgen verschieben. Hier muss natürlich abgewogen werden, was wichtig ist und was warten kann.

Therapie oder nicht?

Was mich angeht, wie war das denn nun mit dem Thema Therapie?

Meine Arbeit als Integrationshelferin verlangt mir Zuverlässigkeit und Kontinuität in hohem Maße ab. Bislang wurde Ich allen Anforderungen gerecht und engagierte mich außerdem auch über meine dienstlichen Verpflichtungen hinaus.

Eigenschaften wie Geduld, Gelassenheit, Toleranz, Konsequenz festigten und verstärkten sich bis heute zunehmend. Angst, zu verschlafen und zu spät zur Schule zu erscheinen, habe ich schon lange nicht mehr.

Ich fühlte mich schon vor etwa einem halben Jahr (vielleicht auch schon länger) sicherer und stabiler.

Nach reiflicher Überlegung entschied ich eines Tages, die Medikamente aus zu schleichen, da ich inzwischen das Gefühl hatte, diese nicht mehr zu benötigen.

Selbstverständlich besprach ich dieses Vorhaben zuerst mit meinem Behandelnden Psychiater.
Dieser hatte keine Einwände und wertete meinen Krankheitsverlauf und die Entwicklung als positiv. Er könne sich sehr gut vorstellen, dass ich meine Symptome künftig auch ohne Medikation kontrollieren könnte.

Nun nehme ich seit etwa 5-6 Wochen schon keine Tabletten mehr ein und ich fühle mich sehr gut dabei.
Es wäre allerdings leichtsinnig und naiv von mir zu glauben, dass meine Störung mich fortan nie wieder „abstürzen" ließe.

Es wird immer wieder kritische Momente und Situationen geben, die mich psychisch übermäßig stark beanspruchen, sodass sich bestimmte Symptome verstärkt zeigen werden. Diese gilt es, zu beherrschen und mich selbst dabei so gut es eben geht, zu lenken, sodass ich nicht Gefahr laufe, Sklave meiner Emotionen zu werden.

Grundsätzlich wirken sich psychotherapeutische Maßnahmen immer positiv auf den Verlauf einer Erkrankung aus.

Mir wurde schon bei der ersten Besprechung meiner Diagnose dringend dazu geraten, einen Therapeuten aufzusuchen und mich entsprechend behandeln zu lassen. Es gab und gibt unzählig viele Therapeuten in meiner Umgebung, da sollte sich doch etwas passendes für mich finden, dachte ich.

Nachdem ich anfing, mir die Liste der Therapeuten vorzunehmen und die Telefonnummern nacheinander wählte, musste ich mir hauptsächlich Bandansagen der jeweiligen Praxen anhören.
Aus diesen gingen jeweils telefonische Sprechzeiten hervor, zu denen ich hätte anrufen sollen.

Achtung: IRRSINN!

„Bitte rufen sie uns Mittwochs in der Zeit von 10:00 Uhr bis 10:30 Uhr an!"
Die nächste Praxis sprach von Donnerstags, eine weitere von Montags und Freitags usw.
Die Uhrzeiten variierten ebenfalls, sodass allein diese telefonischen Sprechzeiten für heilloses Chaos in meinen Notizen sorgte, die ich anschließend nicht einmal mehr finden konnte.

Ohne Planung und ohne System telefonierte ich weiter diese Liste ab und verzweifelte so langsam daran, dass meine Anrufe offensichtlich immer zur falschen Zeit in der falschen

Praxis eingegangen waren.

Selten wählte ich eine Telefonnummer an, die mir eine tatsächliche Verbindung mit einer anderen Person am Ende der Leitung bescherte. Ein Mensch, der kurz aber live mit mir sprach!

Ich gab kurz mein Anliegend zu verstehen und bat um möglichst zeitnahe Aufnahme in eine therapeutische Maßnahme zur Behandlung meiner Symptome.
Dann wurde ich gebeten, zur Erfassung meiner Daten noch einige Angaben zu machen.

Erst nach dem Datenabgleich erklärte mir die (meist) freundliche Stimme am Telefon, ich müsse mich nun zuerst auf eine **Wartezeit von 6 (12, 18) Monaten** gefasst machen. Leider wären alle Plätze belegt und zwar auf lange Sicht, daher setze man mich nun auf eine Warteliste und melde sich bei mir.... bla bla...

Je nach Stimmungslage reagierte ich auf die Aussage recht genervt, sogar empört.

Wie können sämtliche Therapieplätze restlos belegt sein?

Bei so vielen Therapeuten sollte man ja dann meinen, es gäbe zu 80-90% behandlungsbedürftige Patienten mit akuten Schwierigkeiten....

„Okay, ich bin mir sicher, dass sie persönlich keinen Einfluss darauf haben und ich möchte ihnen daher auch nicht zu nahe treten. Mir ist Dieser Irrsinn, den unser Gesundheitswesen mit betroffenen Patienten betreibt, ein echtes Rätsel!
Menschen, denen es akut schlecht geht, die nicht mehr weiter wissen, werden total verantwortungslos von ihnen vertröstet womöglich in einer völlig zerrütteten oder verwirrten Verfassung! Neben Ausweglosigkeit und kommt bei solchen Wartezeiten auch noch Verzweiflung und Suizidgedanken hinzu, wobei man sich auch noch total verarscht fühlt!
Haben Sie denn da gar keine Skrupel, einem hilfesuchenden eine derart bescheuerte Aussage entgegen zu schleudern??"

So und so ähnlich beendete ich die meisten meiner Gespräche mit den ach so wertvollen Therapeuten!

Hin und wieder erreichte ich auch schon mal Praxen, die für mich und mein Problem gar nicht zuständig und einfach falsch in der Liste aufgeführt worden waren.

Ich stieß also während meiner langjährigen Suche nach einer geeigneten Therapie für mich ausschließlich auf Gründe, die eine Behandlung in nächster Zeit unmöglich machten.

Nach Rücksprache mit meinem Psychiater entschied ich daher, mich nun nicht mehr weiter auf die Suche nach einer Therapie zu begeben und mich stattdessen darauf zu konzentrieren, dass ich mich weiterhin gut beobachte und dabei „lebe".

Meine Arbeit erfüllte mich gänzlich und auch zu Hause kam ich gut zurecht.

Ich vertrete nach wie vor den Standpunkt, dass sich ein Betroffener niemals selbst therapieren kann, da ihm die Objektivität nicht einmal im Ansatz gewährleistet werden kann.

Ein Zahnarzt mag sich selbst vielleicht einen Zahn ziehen können, ein Chirurg dürfte ohne Schwierigkeiten seine eigene Wunde vernähen... soviel handwerkliches Geschick dürften die Mediziner sicherlich vorweisen können.

Die eigene Psyche jedoch kann man unmöglich selbst behandeln, auch nicht mit Studium und Abschlüssen.

Mag sein, dass viele der Betroffenen ihre Symptome selbst erkennen und logische Maßnahmen zur Linderung finden können – doch die Durchführung ohne die Unterstützung eines Außenstehenden kann die Behandlung keineswegs zum gewünschten Erfolg führen.

(Auch mein Mann wird sich verdammt noch mal nicht selbst heilen können!)
Es dürfte sicherlich therapeutisch von enormem Wert sein, sich einfach sehr intensiv mit sich selbst auseinanderzusetzen, keine Frage!

Fachkenntnisse könnten die ein oder anderen Rückschlüsse mit sich bringen, die den Verlauf der Erkrankung vielleicht positiv beeinflussen.

(Genauso können Kenntnisse aber auch verwirren, einen „verrückt machen"...)

Eine Therapie ist jedoch unumgänglich und es kam in meinem Fall bis heute noch nicht zu einer Behandlung. Also lebe ich vorerst weiter – ohne Therapie.

Ich

Jeder Mensch unterscheidet sich vom anderen, jede Persönlichkeit ist anders als die der anderen.
Unsere Schwächen, Stärken oder Ecken und Kanten machen uns aus.
Der Mensch wird von unterschiedlichsten Ereignissen begleitet, hat individuelle Schwierigkeiten zu bewältigen und muss verschiedene Erlebnisse in seinem Leben verarbeiten.
So „formt" sich die Persönlichkeit eines jeden auf seine Weise.

Ein sicheres und stabiles soziales Umfeld ist sicherlich eine wichtige Basis, ein Faktor, der auf jeden Fall gegeben sein sollte. Ist dies nicht der Fall, könnte es schwierig werden, Symptome erfolgreich zu behandeln.

Wenn zum Beispiel ein strukturierter Alltag genügend Sicherheit bietet, hätte man ein Problem, wenn dies innerhalb einer Familie durchgesetzt werden müsste, die in sich zusammenfällt!

Grundsätzlich empfinde ich mich nicht viel verrückter, als meine Mitmenschen, um ehrlich zu sein.

Was begünstigt nun den Verlauf meiner Erkrankung und inwieweit kann man diese als „im Griff" bezeichnen?

Struktur in unseren Tagesablauf zu bringen, ist bei uns nicht das Problem. Da meine Kleine und ich fast zeitgleich früh aufstehen müssen, beginnt hier bereits die Struktur des konsequent früh angelegten Tagesbeginn. Oft verlassen wir auch beide das Haus.

Nach Dienstschluss erledige ich häufig Einkäufe oder begebe mich auf direktem Weg nach Hause, um mich zunächst den nötigen Hausarbeiten zu widmen.

Je nachdem, wie anstrengend mein Arbeitstag für mich war, bin ich mal mehr und mal weniger aktiv.
Die größte Schwierigkeit für mich ist hierbei, mir einen Überblick über zu erledigende Tätigkeiten zu verschaffen.

Da im Haus umgebaut wird, verlagern sich die Schwerpunkte

ständig und ich bin gezwungen, mich täglich neuen zu orientieren und den Aufgaben zu widmen, die jeweils zu erledigen sind.

„To do Liste"

Im Büro nehme ich mir deshalb die Zeit und die Ruhe, mir bei einer Zigarette zu überlegen, wie ich als nächstes vorgehen werde und notiere mir meine bevorstehenden Aufgaben. Ich erstelle also eine Art Auflistung, die ich nach Erledigung abhaken kann.

Selbst dann, wenn nach getaner Arbeit zu Hause immer noch keine Ordnung wieder hergestellt werden konnte, habe ich dank meiner Liste trotzdem deutlich vor Augen, was ich getan habe oder noch erledigen muss.

Je mehr Punkte ich am gleichen Tag abhaken und als erledigt sehen kann, umso zufriedener bin ich mit mir selbst und meinem häuslichen Frieden.

Habe ich nun für heute auch nur drei kleinere Arbeiten notiert und abgehakt, bin ich in jedem Fall zufriedener als vorher.
Ein kleiner Wermutstropfen jedoch bleibt: es waren ja nur die drei winzigen Punkte, keine Kunst also.
Ergänze ich jedoch, was ich außerdem zwischendurch noch erledigt habe, werden aus den drei Punkten schnell mal

sechs, sieben?!

Die Anzahl der zu erledigenden Pflichten ist nun merklich größer, genau so auch die Anzahl der Haken daneben.
Das zeigt mir, dass ich einiges mehr geschafft habe, als ich mir ursprünglich vorgenommen hatte.

Ich verdeutliche mir mit den Nachträgen, dass ich natürlich als Mutter und Hausfrau nicht nur drei kleine Handschläge gemacht habe, sondern (wie üblich) deutlich mehr, was in den Augen einer Hausfrau entsprechend realistischer scheint.
Umso mehr darf ich mir nun auf die Schulter klopfen und für mich feststellen, dass ich einen guten Tag hatte und einiges geleistet habe.

Ich darf stolz auf mich sein, stolz darauf, dass ich meine nicht vorhandene Motivation außer Acht ließ und trotzdem meine Pflichten wahrgenommen habe.
Für jemanden wie mich stellt das ein befriedigendes Erfolgserlebnis dar, was mich stärkt.

Natürlich erlebe ich auch Tage, an denen meine Motivation scheinbar ganz und gar verschwunden zu sein scheint.
Gerade an solchen Tagen ist eine solche Auflistung umso wichtiger und wertvoller.

Wenn ich am späten Nachmittag völlig erschöpft wieder zu

Hause eintreffe, denke ich nicht automatisch an den Haushalt und daran, was mir nun noch alles bevorsteht.
Gewöhnlich möchte ich dann nur schlafen, mich hinlegen und ausruhen, abschalten und mich regenerieren.

Dieser Zustand verleitete mich gern schon mal dazu, mich tatsächlich nach der Arbeit sofort ins Bett zu legen, wo ich meistens auch direkt einschlief.

Im Winter ist es ohnehin am Nachmittag schon dunkel, doch grundsätzlich bin ich zunächst schockiert darüber, wieder wach zu werden mit der Erkenntnis, den ganzen Tag verschlafen zu haben.
Das fehlende Tageslicht erschwert zudem noch, dass ich mich überhaupt noch mal aus dem Bett begebe, wo doch eigentlich schon bald wieder Zeit zum schlafen wäre.

Früher ließ ich mich ganz schnell in solch einen Trott hineingleiten, verbrachte mehrere Tage hintereinander damit, die meiste Zeit zu verschlafen.
Meiner Familie war das natürlich überhaupt nicht recht, was ich sehr gut verstehe.

Dennoch konnte ich meine endlose Müdigkeit nicht leugnen, sie erst recht nicht bekämpfen.
Ich unterlag der Energielosigkeit, war ausgelaugt und konnte nichts dagegen tun.

Zu langes Schlafen nimmt schnell überhand.

Mein daraus resultierendes schlechtes Gewissen würde mich zerfressen, daher gewöhnte ich mir Dauerschlaf allmählich ab.

Inzwischen gönne ich mir höchstens eine Stunde zum Ausruhen, verpflichte mich gleichzeitig zur Erledigungen wichtiger Aufgaben, die ich danach ausgeruhter in Angriff nehmen kann.
Wenn ich wenigstens die Hälfte der an mich gestellten Aufgaben erledigt und abhaken kann, ist selbst der kraftloseste Tag gerettet und mein Gewissen beruhigt.

Als hilfreich erweist sich oft, dass ich mir Aufgaben erteile, deren Erledigung möglichst dringend / wichtig sind.
Klamotten aussortieren fällt zum Beispiel nicht unbedingt in die Kategorie „wichtig", denn dafür benötige ich Zeit und Ruhe. Dieses Vorhaben wäre für ein Wochenende deutlich besser geeignet.
Kleinere Tätigkeiten, wie Geschirr abwaschen, Wäsche waschen, fegen etc. sollten ins Auge gefasst werden. Die Bewältigung nimmt relativ wenig Zeit in Anspruch, wodurch man umso schneller die Punkte seiner Liste abgehakt hat.

Der Abwasch muss auch bei fehlender Motivation erledigt werden, dauert jedoch ohnehin nicht länger als 5 Minuten (ohne Abtrocknen), weshalb man sich ganz gut dazu überwinden kann, auch wenn man so gar keine Lust dazu hat.

Lässt man den Abwasch einfach liegen, steigert sich die Unzufriedenheit um ein vielfaches, da man selber ja weiß, wie schnell er eigentlich beseitigt werden kann.
Umso größer ist der Ärger darüber, dass man selbst das nicht auf die Reihe bekommt, akuter Anfall von Faulheit, der schnell chronisch werden kann!

Die eigene Einstellung, persönliche Vorstellung von Ordnung und Sauberkeit sind wichtige Indikatoren für die gewissenhafte Wahrnehmung seiner eigenen Verpflichtungen.

Aufräumen müsste ich für mein Empfinden auf jeden Fall dann, wenn ich vor lauter herumliegendem Krempel nichts mehr wiederfinden kann.

Auf meinem Schreibtisch befinden sich gewöhnlich viel mehr Gegenstände, die dort eigentlich liegen sollten!

Neben Unterlagen, Schreibutensilien usw. befinden sich dort auch schon mal Getränke, eine Haarbürste und etliche Haargummis, Nagellackentferner, Deo, Kopfhörer...

Diese „Sammlung" an unnötigen Gegenständen häuft sich schleichend an und artet schnell im Chaos aus.

Wenn ich erst nach einem Schreiben suchen muss, das sich in dem Stapel Papier befinden sollte, den ich irgendwann unsortiert zur Seite geräumt habe, ist es höchste Zeit, das Chaos zu beseitigen.

Kann ich das betreffende Schreiben nicht finden, suche ich erneut aber nun hektischer, weshalb der Stapel wenig später kein Stapel mehr ist.
Nun liegen die Papiere auf / über etwas anderem, da ich beim suchen zuerst Platz brauche, um das Notwendige darin finden zu können.

Habe ich dann endlich gefunden, wonach ich suchte, werden die restlichen Papiere, Unterlagen zusammengeräumt und wieder an die Seite gelegt, von wo aus ich diese in einem separaten Arbeitsschritt sortiere und ordne.

Der Papierkram beansprucht für mich wieder etwas mehr Zeit, sodass ich mich damit beschäftige, wenn genügend Zeit / Ruhe vorhanden ist.
Dann werden unterschiedliche Schreiben akribisch in die jeweils zugeteilten Ordner geheftet.
Daneben gehören Briefe beantwortet; Verträge unterzeichnet; Formulare ausgefüllt und abgeschickt usw., wofür ich auf jeden Fall einen klaren Kopf benötige.

Sinnvoll ist es also in meinem Fall, sich um den Papierkram im Umfang eines Tagesprojektes zu kümmern, ohne Stress und Hektik im Nacken.

Allein die Vorstellung, einen ganzen Tag lang Zeit hierfür eingeplant zu haben nimmt einem bereits im Vorfeld schon Unruhe und Hektik.

Zwar ist die Ordnung auf meinem Schreibtisch wider erwartend in nicht einmal einer Stunde wieder hergestellt, doch dabei wurden noch keine schriftlichen Aufgaben erledigt.

Diese wiederum habe ich meist auch in weniger als einer halben Stunde fertig gestellt, sodass ein Tagesprojekt bei klarem Verstand in nicht einmal zwei Stunden bewältigt worden, anschließend habe ich dann freie Zeit für mich und einige Sorgen weniger.

Einige meiner Freizeitbeschäftigungen, auch Hobby genannt, verbinden häufig das praktische und nützliche mit der Freude an der Tätigkeit.

Handarbeiten wie das Nähen wirken sich auf mich unglaublich beruhigend und entspannend aus, weswegen ich mich über viele Stunden damit beschäftigen kann.

Entweder nähe ich an einem selbst entworfenen Kleidungsstück oder Accessoire, oder ich nähe Löcher wieder zu, gelegentlich muss ein Knopf angenäht oder etwas anderes abgetrennt werden.

Um mich wirklich gelassen der Handarbeit widmen zu können, ist auf jeden Fall erforderlich, dass wichtige Arbeiten im Haushalt bereits gemacht worden sind!

Ich wäre nicht in der Lage, eine saubere Naht hinzubekommen, wenn ich wüsste, ich müsste noch eine Etage fegen und putzen.
Deshalb sollte ich die betreffende Etage zumindest gründlich durchfegen, womit die Hälfte ja dann schon geschafft wäre.
Jetzt noch schnell drüber wischen, dann hätte ich auch das Putzen hinter mich gebracht.

Erleichtert und frei von vor mir liegenden Verpflichtungen kann ich mich jetzt meinem Nähzeug widmen, zwischendurch wird sogar parallel dazu gekocht.

Ein leerer Tag...

... ist der heutige; er wirkt so Inhaltslos auf mich, ereignislos, tatenlos.
Was sich für mich jedoch nach Faulheit / Trägheit anfühlt, ist überhaupt nicht faul oder träge von mir gemeint.

Ich sitze zwar seit heute Mittag an meinem Notebook und tippe diese Zeilen, unterbrach jedoch, um wichtige andere Dinge noch „schnell zu erledigen".

Viel wichtiges gab es heute allerdings noch nicht, ich versorgte meine Tiere, machte den Abwasch, und habe noch zu fegen. Solange mein Mann aber noch im Badezimmer herum werkelt, macht das Fegen keinen Sinn.

Natürlich hätte ich noch einiges andere zu tun, wobei nichts davon mich nun dazu drängt.
Die Küche hatte ich vor wenigen Tagen auf Hochglanz gebracht, dort wäre derzeit lediglich der Baustaub zu beseitigen, der sich auf den Oberflächen abgelagert hat. Den Kampf mit dem Staub nehme ich auch erst später auf mich, wenn er seine Baustelle für heute schließt.

Meine Wäsche ist fertig gewaschen und befindet sich noch in der Waschmaschine. Schön und gut, die wäre nämlich auch ruck zuck aufgehangen.
Doch die Wäscheleinen im Keller sind noch durch die Wäsche von gestern belegt, welche wiederum noch nicht ganz trocken ist.

Um die Arbeit mit der Wäsche nun aber nicht ganz und gar zu ignorieren, gehe ich gleich nachsehen, ob schon trockene Teile Platz schaffen können für weitere nasse Teile. Den Rest müsste ich dann so verteilen, dass alles in Ruhe trocknen kann.

Um es also nochmal auf den Punkt zu bringen:
Eine gute Hausfrau steckte wohl noch nie in mir.

Das bedeutet allerdings auch nicht, dass sich Schmutz und Unordnung hier türmen.
Auch wenn Putzen nicht gerade zu meinen Lieblingsbeschäftigungen gehört, gehe ich der Verpflichtung nach, weil es erforderlich ist.

Ich muss nicht gern putzen, um einen sauberen Boden zu haben – putzen reicht aus!

Das bisschen Haushalt...

Ob ich mich der Hausarbeit gern widme oder weniger gern, spielt bei der Ausführung nicht die geringste Rolle. Solange ich meiner Arbeit gewissenhaft nachgehe und dabei gründlich bin, besteht kein Grund zur Sorge.
Ich muss nicht jede meiner Verpflichtungen mit inniger Leidenschaft verrichten, ich muss diese nicht lieben. Wichtig ist, dass ich ihnen gewissenhaft nachgehe.

Ich bin mir meiner Verpflichtungen bewusst und komme diesen nach – denn es tut nicht weh, sein Heim durch ein bisschen Bewegung und Sorgfalt in Ordnung zu halten.

Nach getaner Arbeit erhoffe ich mir eigentlich nur noch, dass die Ordnung nun auch weiterhin ordentlich bleibt.
Wer allerdings Familie hat, weiß selbst, dass man meist vergeblich darauf hofft.

Kaum dass ich die Küche komplett sauber habe, bekommt irgendwer Lust oder verspürt Hunger und holt bzw. macht sich etwas zu Essen.

Keine 5 Minuten später liegen da Brotkrümel, ein benutztes Streichmesser, Aufschnitt aus dem Kühlschrank und zur Krönung finden sich kleinere Spuren Butter, die versehentlich auf der Ablage verschmiert wurde.

Meine „Mitbewohner" neigen zur Unachtsamkeit, ich würde sie deshalb nicht unbedingt als respektlos oder rücksichtslos bezeichnen. Alles stehen und liegen zu lassen, ist oft gar nicht von ihnen beabsichtigt.

Nun könnte ich hemmungslos meckern und mich darüber aufregen, dass ich hinter deren Sauerei auch noch her räumen muss.
Dabei würde ich wahrscheinlich die Kontrolle über die Lautstärke meiner Stimme außer Acht lassen und gnadenlos meinen Ärger aus mir heraus schimpfen.

Genauso gut könnte ich meine Fassung wahren, die Spuren einfach selbst beseitigen und hätte anschließend meine Ruhe.

Denkste!

An Tagen, an denen mein Mann durch ungebremste Unzufriedenheit auffällt, muss ich mir häufiger Beschwerden darüber anhören, wie dreckig es hier wieder wäre.
Der Mann verliert sich in sein Klagen und zetert weiter, er schäme sich, jemanden mit nach Hause zu bringen.
Wenn sich das nicht ganz bald ändern würde, bekämen wir echte Probleme usw.

An der Stelle weise ich (mal ganz gelassen. Mal total aufgebracht) deutlich darauf hin, dass meiner Arbeit und der durch mich hergestellten Ordnung respektlos umgegangen wird!

In kürzester Zeit nämlich wird die Ordnung wieder zunichte gemacht, da sowohl meine Tochter als auch er selbst offenbar nicht imstande dazu wären, selbst deren Rückstände wegzuräumen, die beim zubereiten einer Zwischenmahlzeit entstanden sind.
Das dementiert er natürlich sofort und wirft ein, er räume seinen Scheiß immer weg.

Logisch eigentlich, dass der Mensch, dessen Wahrnehmung häufig auf das wichtigste beschränkt ist, sich nicht immer daran erinnert, dass er solch unbedeutende Kleinigkeiten wie Brotkrümel einfach nicht bedacht hat und sich somit auch nicht die Mühe machte, diese zu beseitigen.
Kleine Zwischenmahlzeiten sind nicht unbedingt Bestandteil seines Kurzzeitgedächtnisses, ihm ist kurz darauf nicht

immer bewusst, dass er vor einigen Minuten etwas gegessen hat.

Warum sollten ihm die Nebenprodukte des Essens dann auffallen?

Meine Tochter hinterlässt ihre Rückstände aus Bequemlichkeit und deshalb, weil sie „keine Zeit hat", die Arbeitsfläche auch noch sauber zu machen.

Dauertelefonate oder auch das Chatten via Webcam haben hier Vorrang und dürfen gerade so unterbrochen werden, um sich etwas zu Essen zu holen /machen.

Das Aufräumen und Saubermachen kann bis später warten,... (bis doch wieder ich selbst tätig werde!).

Ließe ich nun beide immer gewähren und dulde deren Unachtsamkeit, würden sie sich schnell daran gewöhnen, dass ich ihnen hinterher räume.

Deshalb wähle ich den Kompromiss, sie nach Bedarf darauf aufmerksam zu machen, ihre Spuren zu beseitigen, die sie hinterlassen haben.

Manchmal ärgern sie sich darüber, dass ich sie wegen solch einer Kleinigkeit hinunter gebeten habe, meistens bereinigt aber der Verursacher dieser „Kleinigkeit" seine Spuren und der Friede ist wiederhergestellt.

Weder meine Tochter noch mein Mann verhalten sich absichtlich unachtsam.

Vieles basiert auf nicht ausreichend bedachten Aktionen, spontane Handlungen, die sich aus dem Bauch heraus ergeben.

Damit kann ich leben, Gedankenlosigkeit ist menschlich und daher so hinzunehmen und zu akzeptieren.
Schließlich muss man meine Fehltritte ja auch irgendwie akzeptieren.
Das erwarte ich zwar, jedoch fällt dies meinem Umfeld je nach Tragweite nicht unbedingt leicht.

So bin ich beispielsweise selten in der Lage, spontan zu entscheiden, was nun auf den Einkaufszettel gehört.
Meistens muss ich einen Blick in die Schränke werfen um zu sehen, was ich einkaufen muss.

Meine Tochter ruft mir schon mal beiläufig aus dem Bad entgegen, wir hätten kein Papier mehr.
Wichtige Dinge wie Toilettenpapier finden sich nicht in den Küchenschränken.

Am Kühlschrank befindet sich ein Notizblock mit Kuli, der mir ermöglicht, solche und ähnliche Artikel, die eingekauft werden müssen, sofort zu notieren.

Schreibe ich nun das benötigte Toilettenpapier nicht sofort auf, vergesse ich dieses schon nach wenigen Sekunden wieder und denke auch beim Einkaufen nicht mehr daran.

Wieder zu Hause, stelle ich beim Wegräumen des Einkaufs fest, dass ich Toilettenpapier völlig vergessen habe. Je nach Tagesform und Tagesplanung fahre ich nur widerwillig erneut los, um Papier zu besorgen.

Meistens improvisiere ich jedoch und lege Zewa bereit, die bis zum nächsten Tag als „Notpapier" herhalten müssen.
Mal nimmt die Familie dieses Missgeschick hin, mal ärgern sie sich darüber...
Da sich aber niemand bereit erklären würde, sich selbst schnell auf den Weg zu machen, um den Einkauf zu vervollständigen, bleibt ihnen nichts anderes übrig, als solche Vorkommnisse einfach zu akzeptieren!

Meine Gedächtnisleistung ist nicht immer auf dem optimalen Stand.
Im Alltag bin ich die meiste Zeit über von Papier und Stift abhängig, womit ich mir Wichtiges sofort notieren kann.

Wirklich Ungeschickt ist, wenn ich die Notiz (Einkaufszettel z.B.) zu Hause liegen lasse und beim Einkaufen dann den Wald vor lauter Bäumen nicht mehr sehen kann.
So etwas passiert mir häufiger...

Eben noch eine Adresse notiert fahre ich los und stelle dann fest, dass ich die Hausnummer nicht mehr weiß. Da nun meine Notiz zu Hause liegt, muss ich nun das beste aus der Situation machen und rufe zu Hause an, um mir von Mann oder Kind die Adresse vorlesen zu lassen.

Geburtstage der mir nahestehenden Menschen kann ich mir schlecht merken.
Die Geburtstage meiner Familie (Opa, Oma, Tanten usw.) habe ich im Laufe meines Lebens schon so oft in diversen Kalendern eingetragen. In den meisten Fällen wird so ein Kalender am Ende des Jahres weggeworfen, sodass ich mir alle sich wiederholende Termine erneut eintragen muss.

Ein Geburtstagskalender, zeitlos aufgemacht, würde hier sicherlich Abhilfe schaffen.
Doch wohin mit dem Kalender?
Selbst für den jeweils laufenden Kalender findet sich immer nur schwer ein passender Platz.

Hat man einen gefunden, so schaut man nicht täglich nach, denn Geburtstage finden verteilt über das Jahr statt, weshalb ich den nächsten Termin zwar sehen kann, mir diesen aber nicht merke.
Beim Blick auf den Kalender fällt mir auf, was zwei Tage später ansteht.

Normalerweise müsste ich diesen Termin in meinem

laufenden Kalender eintragen, den ich täglich im Blick und vor Augen habe.

Da ich das aber nur selten um trage, vergesse ich, was ursprünglich übermorgen sein sollte und befinde mich im selben Dilemma wie zuvor, als ich noch keinen Geburtstagskalender hatte.

Organisation ist alles!

Organisieren und Planen sind so gar nicht meine Stärken. So bemüht ich auch sein mag, etwas systematisch anzugehen, scheitere ich bereits bei der Aufstellung des Systems kläglich.

Meine Schulunterlagen, Lernhilfsmittel, Unterrichtsmaterialien usw. habe ich schon einige male versucht, nach Kategorien zu ordnen.

Zuerst sortierte ich die Unterlagen nach Unterrichtsfächern. Nachdem ich jedoch von einer Regelschule auf eine Förderschule wechselte, waren die Unterrichtsfächer weitgehend hinfällig und wurden grober eingeteilt.

Material, welches grundsätzlich mit Mathematik zu assoziiert wird, könnte jedoch auch in den Bereich der Förderung von Feinmotorik fallen.

Diese unterschiedlichen Verwendungszwecke bringt mir

mein Organisation durcheinander und zwingt mich, erneut ein System zu schaffen.

Vor allem achte ich bei der Erstellung von Systemen darauf, dass das ganze zweckmäßig aufgebaut ist und logisch geführt werden kann.

Sobald ich dann eine einigermaßen akzeptable Richtung gefunden habe, bin ich gezwungen, wieder umzudenken. Spontan bringt mich das gern aus der Fassung, da ich es als anstrengend empfinde, erneut zu planen, was wohin einsortiert werden soll.

Irgendwann werde ich auf eine brauchbare Lösung für mein Problem stoßen, da bin ich mir ganz sicher. Allerdings wird dies wohl erst dann geschehen, wenn ich akut nicht zwingend darauf angewiesen bin, mich und mein Leben, meine Arbeit usw. zu organisieren!

Eine vernünftige Lösung für all die Notizen, die sichtbar irgendwo angebracht werden müssten, fand sich bisher leider auch nicht. Das bedeutet, dass alle meine wichtigen Notizen irgendwann in der eigenen Masse verschwinden und mühsam wieder heraus gefischt werden müssen.

Meine Ideen dazu drehen sich um Magnetwände, kleine Klammern an einer Schnur angebracht, beschreibbare Magnettafeln etc.

Auch hier ist sicher, dass ich eines Tages von einem genialen Einfall heimgesucht werde, der mich an einer Konstruktion basteln lässt, die Abhilfe schafft im Kampf gegen das Chaos „Zettelwirtschaft".
Solch ein Einfall einer selbstgebastelten Alltagshilfe wäre nicht der erste, den ich mit vollem Eifer realisiert hätte.

Manchmal besteht hier aber die Gefahr, dass ich mein Projekt nicht zu Ende bringe, da zur Durchführung des nächsten Arbeitsschrittes etwas wichtiges fehlt, was ich zuvor nicht bedacht hatte.

Bestimmte Materialien finde ich dazu meist in Bastelläden, Baumärkten o.ä.
Wann kommt man jedoch zufällig an einem Baumarkt vorbei?
Mein Mann sucht selbigen manchmal mehrmals täglich auf. Ich verbinde solche Besorgungen immer mit dem allgemeinen Einkaufen, wodurch mein Projekt einige Tage lang auf Eis gelegt werden könnte.

Das benötigte Material wird erneut vergessen, meine nicht fertig gestellte Arbeit bleibt irgendwo liegen, wo sie Platz beansprucht, den ich nicht habe. Schlimmstenfalls müsste ich das ganze dann vorerst wegräumen (was in Richtung Keller ginge), wo es dann ganz in Vergessenheit gerät.

Ich bin überzeugt davon, dass ich schon viele Projekte verwirklicht hätte, wäre ich wesentlich besser organisiert.

Genau das ist umso ärgerlicher für mich:
ich stehe mir selbst sehr häufig im Weg durch mangelndes Organisationsvermögen!
Damit verbaue ich mir die Möglichkeiten, mich selbst zu verwirklichen.

Management wäre wohl auch der Schwerpunkt einer für mich in Frage kommenden Therapiemaßnahme.
Zum Thema Selbst-Management werden zahlreiche Seminare immer wieder angeboten.
Die Kosten hierfür werden nur selten von der Krankenkasse übernommen, da sich die Seminare hauptsächlich darauf beziehen, das selbstständig Arbeitende deren Firma mithilfe eines solchen Seminars vor dem Konkurs retten sollen.

Aber auch diesbezüglich bleibe ich am Ball und suche auch weiterhin nach konkreten Lösungen für meine Schwierigkeiten, die keine sind und doch den Alltag erheblich erschweren können.

Verrückt, oder?

Das fragte ich mich schon in erschreckend jungen Jahren. Während meiner Pubertät spürte ich, dass etwas in oder an mir nicht ganz normal war. Was genau ich da spürte, weiß ich nicht ganz sicher.

Ich wusste, dass ich im Inneren schon etwas anders ticke, als meine gleichaltrigen Freunde und Freundinnen.
Für verrückt hielt ich mich deswegen aber noch nicht, das ergab sich viel später erst.

An meine Kindheit und einige Eigenarten kann ich mich noch sehr gut erinnern...

„Soll ich dich morgen abholen?"

Die Art, wie ich bereits im Vorschulalter und während meiner Grundschulzeit Freundschaft zu anderen Kindern schloss, finde ich heute etwas eigenartig.

In der Siedlung, in der ich zusammen mit meiner jüngeren Schwester aufwuchs, fiel ein neu zugezogenes Kind sofort auf.

Sobald mir ein neues Gesicht begegnete, beobachtete ich das Kind zunächst eine Weile lang und spielte nebenher, damit ich

als Beobachterin nicht aufflog.
Ich malte irgendetwas mit meinem Stock in die Erde oder in den Sand, schabte beiläufig mit den Füßen oder tat sonstige Dinge, die ich für unauffällig hielt.

Ein „neues Kind" in unserer Gegend machte mich immer sofort neugierig, völlig egal, ob es ein Junge oder ein Mädchen war oder ob es im Vergleich zu mir jünger oder älter sein mochte... Ich war neugierig und wollte am liebsten sofort alles über das Kind wissen.

Diese ungezügelte Neugier brachte mich immer dazu, irgendwie mit dem fremden Kind in Kontakt zu treten. Anstatt das Kind nach seinem Namen zu fragen, drückte ich ihm meist irgendeinen blöden Spruch entgegen, machte dumme Bemerkungen oder ärgerte es.

Ich machte das Kind quasi durch Gemeinheiten auf mich aufmerksam und erwartete, dass wir uns hoffentlich bald anfreunden würden.

Wollte ich cool oder erhaben auf das Kind wirken? Wollte ich ihm mit meinem Verhalten imponieren oder so etwas wie Macht demonstrieren?
Mein Revier verteidigen?

Wenn ich an die betretenen und meist hilfesuchenden Gesichter der Kinder in gemeinen Momenten denke, überkam

mich schon damals Mitgefühl, weshalb ich meine Annäherung durch schubsen und anrempeln schon bald bereute.
Ich wollte grundsätzlich niemandem wehtun und doch tat ich es zumindest ansatzweise, um eben diesen ersten Kontakt herzustellen.

Nachdem wir die ersten Worte miteinander gesprochen haben, entschuldigte ich mich bei dem Kind für die vorangegangene Gemeinheit, die ich beging.

Da Kinder selten nachtragend sind, wurden meine Entschuldigungen sofort angenommen und es kam dazu, dass wir miteinander spielten oder uns für später verabredeten, weil einer von uns erst noch nach Hause musste.

Eine Freundschaft entwickelte sich immer recht schnell und unbefangen.

Eigenartig finde ich die Art, das „Muster", nach welchem ich vorging und die Tatsache, dass mein Plan, das Kind kennenzulernen, immer aufging!

Wenn ich meine Freunde schon mal fragte, ob sie mich sonderbar fänden, verneinte jeder der Befragten.

Wir gingen freundlich und hilfsbereit miteinander um, hatten immer viel Spaß pflegten einen stets vertrauten Umgang miteinander, weshalb ich den Gedanken, als sonderbar empfunden zu werden, schnell wieder als Blödsinn abtun und verwerfen konnte.

Aber weshalb stellte ich ihnen diese Frage denn dann erst? Wieso konnte ich nicht einfach ohne unsinniges Verhalten auf ein Kind zugehen und es nach seinem Namen fragen?

Im Nachhinein bin ich mir sicher, auch dann einen nachhaltigen Kontakt hergestellt zu haben, wenn ich mich ihnen „normal" genähert hätte.

Es geschah irgendwie immer automatisch, dass ich zuerst das Ekel in mir hervorheben musste, bevor man mich im ganzen und kennenlernte.
Zuerst zeigte ich grundsätzlich eine dunkle Seite in mir, die ja eigentlich eher beängstigend und einschüchternd auf mein Gegenüber wirkte, bevor ich dann die sympathischen Seiten für mich sprechen ließ.

Sonderbar, oder?
Ist es nicht eigentlich eher umgekehrt?
Zeigt man sich nicht erst von seiner Schokoladenseite, bevor man sein Gegenüber mit den eher negativen Eigenschaften konfrontiert?
Erreicht man mit Anfeindungen nicht eher die Ablehnung des anderen?

Als Erwachsene habe ich mich einer fremden Person noch nie

auf diese absurde Weise genähert und würde dies auch in Zukunft wohl nicht tun. Logisch betrachtet ist dieses „gemein sein" als erster Kontaktversuch doch total kontrovers.

Eine Idee dazu wäre vielleicht, dass ich auf diese Weise eine Art von Respekt erzwingen wollte, um vielleicht die Rangordnung von vornherein klarzustellen.

Wenn ich zuerst eine angsteinflößende Wirkung auf mein Gegenüber erzeugen konnte, würde sich von Anfang an zeigen, dass ich wohl die Stärkere von beiden bin und daher der andere automatisch unter mir wäre.

Vielleicht war ich als Kind ein Alfa-Tier, dass durch vorhergehendes Zähne-fletschen deutlich macht, wer hier der Leitwolf war und wer das Sagen hatte.
Die Erklärung scheint sinnvoll...

Während meiner Kindheit habe ich natürlich genauso Gefallen an Verbotenem gefunden, wie alle anderen Kinder auch. Ich plante manchen Unsinn schon, seitdem ich denken kann.

Wohl wissend, dass ich fürchterlichen Ärger bekäme, sobald ich überführt oder auch erwischt wurde, frönte ich dem Unsinn, Leichtsinn, Schwachsinn, der mir in den Sinn kam.

Obst aus verschiedenen Schrebergärten zu stehlen gehörte zum Beispiel zu dem, was ich generell als Unsinn bezeichnen würde.

Es war verboten, machte Spaß und war zudem noch sehr aufregend.

Die Angst davor, erwischt zu werden, war unbeschreiblich groß.

Umso freudiger planten wir unter uns Kindern weitere Handlungen in der Art, die wir schon am Tag darauf unternehmen wollten.

Meistens blieb ich als Täter im Verborgenen, meine Streiche flogen nicht auf, wenn ich sie entsprechend genau durchdacht hatte.

„Ich muss dir was beichten…"

Eigenartig finde ich, dass ich mich nach jeder verbotenen Aktion direkt meiner Mutter anvertraute und ihr mein Vergehen beichtete.

Ich wollte einfach ehrlich sein und sie lieber durch mich wissen lassen, was ich getan hatte.

Es sollte erst gar nicht dazu kommen, dass meine Mutter vielleicht von einer anderen Person über meine Taten informiert würde.

Mir war einfach lieber, dass sie durch mich selbst von meinem Unsinn erfuhr.

Allerdings beichtete ich ihr sogar Dinge, die niemals aufgeflogen wären, wenn ich ihr nicht selbst davon erzählt hätte. Die Gefahr, von jemand anderem angesprochen zu werden, war überhaupt nicht gegeben.

Verärgern wollte ich meine Mutter durch meine Beichten allerdings auch nicht, im Gegenteil.
Mein Gewissen war immer erst dann rein, wenn ich gebeichtet hatte. Danach fühlte ich mich besser.

Ich selbst empfand an meiner Offenheit meiner Mutter gegenüber nie etwas schlimmes.
Freunde, sogar meine Schwester fragten mich immer wieder aufs neue und vorwurfsvoll, wieso ich denn alles verraten oder gepetzt hätte.

Niemand konnte nachvollziehen, weshalb ich dieses oder jenes nicht einfach für mich behalten konnte.
Dabei verriet ich grundsätzlich nie die Mittäter, Freunde oder wen auch immer.
Ich beichtete lediglich meine eigenen Vergehen!

Natürlich verriet ich hin und wieder auch mal jemanden, um ihm oder ihr damit Ärger zu bereiten. Das nenne ich heute „Gehässigkeit" und in gewisser Weise findet sich diese wohl in jedem Kind.

Gehässig war auch ich gelegentlich, aber ich war es nicht gern.

Die damit verbundene Schadenfreude war für mich nie die besagte „schönste" Freude.

Ich konnte schadenfroh sein, klar.
Allerdings bereitete mir das nie auch nur halb so viel Vergnügen, wie es bei vielen anderen wohl der Fall gewesen wäre.

Schadenfreude hielt bei mir auch nie wirklich lange an. Nur wenig später empfand ich dann doch so viel Mitgefühl für den geschädigten, dass ich mir selbst für meine Gehässigkeit gewaltig hätte in den Hintern treten wollte.

Grundsätzlich war ich als Kind wohl recht pflegeleicht, wie meine Mutter es nannte.
Ich wuchs heran ohne nennenswerte Schwierigkeiten, besuchte zuerst die Grund- und später dann die Realschule, wie die meisten meiner Freunde auch.

Mein Sozialverhalten war schon während meiner Grundschulzeit recht normal (abgesehen von meiner skurrilen Art, Freundschaften zu schließen!), wenn man das so sagen kann.

Man kannte mich als freundliches und sehr kontaktfreudiges Kind und nannte mich gern Sonnenschein, da ich sehr gern und viel lächelte und lachte.
Erwachsenen gegenüber benahm ich mich meist höflich und

respektvoll, jedoch konnte ich genauso auch rotzfrech sein, wenn es meiner Meinung nach angebracht schien.

Die meiste Zeit meiner Kindheit verbrachte ich tatsächlich draußen mit Freunden, wobei ich mich auch sehr gut mit mir allein beschäftigen konnte.

Es kam nicht oft vor, dass ich draußen niemanden zum spielen fand, irgendwer war immer da.

Nur Unsinn im Kopf!

Meine Schwester nahm ich überwiegend mit nach draußen. Ich empfand sie nicht allzu nervig, im Gegenteil. Wir kamen als Kinder zunächst prima miteinander aus, viel gestritten haben wir dann später, als ich die Grundschule beendet hatte.

Bis dahin war ich jedoch ganz froh darüber, dass ich meine Schwester fast immer bei mir hatte.
Zum einen durften wir zu zweit einfach etwas länger draußen bleiben und zum anderen war es mit ihr nie langweilig, selbst dann nicht, wenn tatsächlich mal keiner meiner Freunde und Spielkameraden aufzufinden war.

Unfug trieben wir natürlich auch gemeinsam, dieser verblieb jedoch zunächst in tragbarem Ausmaß.

Wenn ich beispielsweise ein Feuerzeug oder Streichhölzer fand, überkam mich die Lust, dies auch zu benutzen.
Dafür sammelten wir dann Zeitungspapier und häuften es, um dann ein eigenes Lagerfeuer zu entzünden. Der entstandene Qualm verriet uns schneller, als wir angenommen haben.

Erwachsene, die den Rauch bemerkten, kamen manchmal auf den Spielplatz um nachzusehen, was denn hier wohl brannte.
Sobald wir realisierten, dass sich jemand uns näherte, liefen wir weg, da wir wegen des Feuers keinen Ärger haben wollten.

Hin und wieder sprachen die Leute uns mahnend an, seltener schimpften sie.
Unsere Masche war die, dann einfach reumütig auf den Boden zu schauen und zu geloben, wir würden dies nie wieder tun. Damit war dann die Sache meistens erledigt.

Es gab natürlich auch unfreundliche Erwachsene, die von weitem schon riefen, wir sollen sofort das Feuer ausmachen, sonst würden sie die Polizei rufen.
Auf solche Androhungen folgten natürlich auch Frechheiten unsererseits.
Wir ließen uns schließlich nicht jeden Umgangston bieten!

Das Interesse an Feuer hielt bei mir nicht lange an und wurde schnell langweilig. Papier brannte sowieso nie lange und der lästige, verräterische Rauch ließ sich nicht vermeiden.

Um das Risiko eines Polizei-Einsatzes also erst gar nicht größer werden zu lassen, unterließen wir irgendwann unsere Lagerfeuer-Aktionen und widmeten uns anderen Kuriositäten.

„Wir treffen uns auf dem Spieler!"

Der Spielplatz (unser aller Treffpunkt) war ganze 300 Meter von unserer Wohnung entfernt, ich hätte nie länger als 5 Minuten gebraucht.
Doch 5 Minuten waren kostbare Zeit, die ich lieber draußen mit Freunden verbringen wollte.

Der Spielplatz hatte zentral eine Art Kletterburg, die aus dicken Holzpfählen konstruiert war.
Der unterste Ring, quasi der Fuß der Burg hatte den größten Radius, darüber ein etwas kleinerer, darüber wieder ein noch kleinerer Ring...

Die Zwischenräume waren so schmal, dass wir zwar gut durchrennen konnten, aber eben nur einzeln, am Boden befand sich in jeder der insgesamt 5 Etagen Sand.

Die oberste Etage war der kleinste Ring, hier konnte man sich gut mit bis zu drei weiteren Kindern verstecken oder wir machten es uns einfach nur gemütlich dort oben.

Etwas mehr als ein Quadratmeter Platz hatte diese „Höhle",

die sogar einen Eingang hatte (es fehlten zwei Pfähle),
wenigstens einen Durchgang.
Von außen sah diese Konstruktion einer mehrstöckigen Torte
sehr ähnlich.
Sehr einfach konstruiert aber für uns Kinder immer wieder
abenteuerlich schön.

Nun wird es ein bisschen peinlicher:
Eine weitere Unart aus meiner frühesten Kindheit war wohl
das Verrichten unserer Notdurft in der Öffentlichkeit.

Hier war ich wieder diejenige, die am häufigsten zur Toilette
musste und keine Lust hatte, deshalb nun extra nach Hause zu
gehen.

Je nachdem, was wir spielten, benannten wir unser Domizil
entweder als Höhle oder auch als Burg.
Die oberste Burg-Kammer vereinnahmte ich sehr gern für
unterschiedliche Zwecke.

Wenn ich nun unbedingt mal zur Toilette musste, so ging ich
erst gar nicht nach Hause, denn wie gesagt – Zeit war kostbar!
Also hockte ich mich in mein Kämmerlein, das von außen so
schön geschützt und damit nicht einzusehen war, zog spontan
meine Hose hinunter oder meinen Rock hoch und ließ es
einfach laufen, ohne darüber nachzudenken.
Ich sah darin nun kein Verbrechen und peinlich war mir das
damals auch kein bisschen.

„Die pinkelt da oben rein!"

„Was? Da oben drin? Iiiihhh, echt? Sie macht Pipi?"

„Ja, sie pinkelt in die Burg! Hahaha... „

So oft die anderen Kinder um mich herum auch laut umher
riefen, dass ich dort gerade etwas nicht „Spielplatz-gemäßes"
veranstaltete, ich blieb gänzlich gelassen und störte mich nicht
weiter daran.

Irgendwann müsste auch einer von denen mal und dann hätte
ich womöglich etwas zu lachen.

Tatsächlich ergab es sich, dass außer mir auch andere Kinder
diese kleine Kammer zum pinkeln nutzte, im Grunde war sie
sogar unser kleines Spielplatz-Klo.

Nachdem ich diese Tradition also eingeführt hatte, ging ich
schon bald zur nächsten Stufe über und hockte mich auch für
größere Geschäfte in mein Kämmerlein.

Auch das blieb nicht unbeobachtet und somit verkündeten die
übrigen Kinder freudig lachend, dass ich soeben einen Haufen
Gestank dort oben hinterließ. Umso mehr war die Frage
berechtigt, wer dies nun beseitigen würde.

Im gleichen Augenblick fiel mir ein, dass ich ja gar nichts zum
abwischen bei mir hatte, was mich zum schwitzen brachte.
Was sollte ich denn jetzt machen?

Ich überlegte fieberhaft, womit ich mich nun wenigstens notdürftig saubermachen konnte und bat einen meiner Freunde darum, mir Blätter aus dem Gebüsch zu pflücken und zu bringen.

Aber bitte nicht solche, die schon auf dem Boden liegen, die waren nämlich nicht sauber genug.

Womöglich hatte dort auch noch ein Hund hingepinkelt, damit könnte ich mich unmöglich auch noch abwischen.

Nachdem ich mich dann mit drei bis vier möglichst großen Blättern grob gesäubert hatte, lief ich kurioser Weise nun doch ganz schnell nach Hause, um meinen Hintern richtig zu waschen.

Wenn es etwas gab, womit ich mich ganz und gar nicht abfinden konnte, war es wohl ein schmutziger (nicht richtig sauber gewischter) Hintern.

Genauso schnell flitzte ich dann aber auch wieder zum Spielplatz, der kostbaren Zeit wegen.

Inzwischen hatte sich das kleine Kämmerlein unserer Burg einen echten Namen als „Klo" gemacht, ich war sehr bald nicht mehr die einzige, die sich hier oben entleerte.

Das durften nur bestimmte, auserwählte „Freunde", also ausschließlich die Kinder, mit denen ich gewöhnlich spielte.

Nicht befreundeten Kindern verbot ich die Sauerei natürlich rigoros und drohte ihnen Schlimmes an, wenn ich sie dabei erwischen würde.

Wer es dann doch darauf anlegte und sich dem Verbot
widersetzte, bekam Prügel von mir.
Falls ich mal nicht auf dem Spielplatz war, überwachten meine
„Aufpasser" das Geschehen dort und berichteten mir kurz
darauf, was sich ereignete.

Ja, ich spielte mich ganz schön auf dort, die Rolle des
Anführers war mir sowieso die liebste, wie ich schnell
feststellte.
Diese Position kostete ich lange Zeit aus und bestimmte
generell, was sich auf dem Spielplatz zu ereignen hatte und
was nicht.

Fremde Kinder schienen beeindruckt von uns, manche baten
darum, bei uns „aufgenommen" zu werden.
Ein Aufnahme-Ritual musste her, eine Art Mutprobe, durch
welche sich auch ein fremder die Aufnahme verdienen konnte.

Mein erster Gedanke war auch der, den ich offiziell zur
Mutprobe erklärte:

„Du musst dich hierhin hocken und MACHEN, am besten Groß!
Klein kann ja jeder!"

Ehrfürchtig hockte sich das fremde Kind, dessen Name wir
nicht einmal kannten, in die Burg und gab sich größte Mühe,
eine Hinterlassenschaft hinzubekommen, damit es endlich

„einer von uns" sein durfte.

Die wenigsten ließen sich auf diese skurrile Forderung ein und verließen den Spielplatz lieber wieder.

Irgendwann war uns der Spielplatz nicht mehr spannend genug und wir suchten uns ein neues Revier.

Hinter der Kirche

Es war gar nicht so leicht, einen Platz zu finden, der unseren (meinen) Anforderungen entsprach. Bei jemandem „hinterm Haus" war sowieso als erstes durchgefallen. Wie sollte man sich denn da auch frei entfalten?

Umgeben von Fenstern der Wohnblöcke, die lediglich ein bisschen Rasenfläche zu bieten hatten. Nichts zum verstecken, weder Sand noch Steine gab es dort und was das schlimmste war:
hinter jedem der zahlreichen Fenster konnte ein Erwachsener stehen, der uns ungehindert maßregeln würde und mit Verboten um sich werfen konnte.
Nein, wir würden nirgendwo hinterm Haus spielen!

Der Friedhof, der unsere Siedlung etwas abgrenzte, wurde unter anderem auch in Betracht gezogen. Aber ein Friedhof, wo man alles andere als laut toben dürfte, erschien mir total unpassend. Schließlich würde man dort auf trauernde Besucher treffen, mit denen ich aus Respekt schon nicht aneinander geraten wollte.

Traurige Menschen erhielten mein tiefstes Mitgefühl, egal weshalb sie traurig waren. An Empathie mangelte es mir wahrlich nie, davon hatte ich stets mehr, als mir manchmal lieb war!

Nicht weit vom Spielplatz entfernt gab es eine Kirche mit einem einladenden Grundstück drumherum.

Dort sahen wir uns wenig später genauer um und beschlossen einstimmig, uns fortan dort zu treffen. Immerhin konnte man sich bei Regen auch gut unterstellen und trocken bleiben.

Ich hielt also eine Ansprache und erklärte die Kirche als „unsere".
Außerdem forderte ich alle Anwesenden (ich schätze, es waren um die 7 Kinder) dazu auf, am nächsten Tag schon früh aufzustehen und so früh wie möglich hierher zu kommen.
Jeder sollte etwas mitbringen, womit wir unsere Umgebung nach unseren Vorstellungen herrichten konnten.

Am nächsten Morgen war ich tatsächlich schon sehr früh wach und weckte meine Schwester. Sie war selten auch nur annähernd so aufgeregt wie ich und sah immer alles recht nüchtern.

Meine Fantasie, von welcher ich reichlich im Kopf hatte, ließ mich meine Kindheit auf abenteuerliche und spannende Weise erleben.

Für mich gab es kaum Langeweile, da ich aus jeder Situation ein Erlebnis rausholen konnte.

Einfälle und Ideen hatte ich immer jede Menge, außerdem war ich sehr erfinderisch und konnte improvisieren.

Was nicht passte, wurde einfach passend gemacht.

Schlechtes Wetter empfand ich gar nicht als so schlecht, es regnete doch nur. Selbst total verregnete Tage, an denen es nicht einmal richtig hell wurde, dachte ich mir einfach schön.

Leider konnte ich meine Wahrnehmung nicht wirklich auf meine Freunde projizieren, die hätten nämlich die Welt durch ganz andere Augen gesehen.

Wir erklärten meiner Mutter kurz, dass wir uns schon sehr früh verabredet hatten und uns hinten an der Kirche aufhalten würden, falls sie uns denn suchen wollte.

Unsere Mutter war noch ganz verschlafen, sie nahm die Erklärung hin und ließ uns gehen.

So früh am Morgen (um 9:00 Uhr rum) war natürlich noch kein Kind draußen zu sehen, wahrscheinlich wurden sie dazu verdonnert, erst zu Frühstücken, bevor sie raus gingen.

Somit waren meine Schwester und ich noch ganz allein an der Kirche und liefen ein bisschen umher.

Plötzlich öffnete sich die Tür des kleineren Gebäudes, welches neben der Kirche stand. Später erfuhr ich, dass dies das sogenannte Gemeindehaus war. Heraus kam ein großer Mann mittleren Alters von einer etwas unheimlichen Statur.
Er wirkte auf den ersten Blick unsympathisch und war mir nicht geheuer.

Wir wollten ihm erst gar keine große Beachtung schenken und liefen weiter ziellos umher, bis endlich einer unserer Freunde auftauchte und ganz entsetzt fragte, ob denn außer uns noch niemand hier wäre.

Wir erzählten dem Kind von dem unangenehmen Mann, das Kind warf ein, dies sei bestimmt der Pfarrer. Der liefe hier manchmal herum, weil er in dieser Kirche arbeitete.

Wenig später stellten wir fest, dass es uns zu dritt dann doch recht langweilig war. Auf die anderen wollten wir nun auch nicht mehr länger warten, immerhin läutete es schon zum Mittag, also rechneten wir gar nicht mehr damit, dass noch irgendwer kommen würde.

Als wir auf den Spielplatz zuliefen, sahen wir diejenigen, auf die wir bis eben noch warteten, dort ausgelassen toben und gesellten uns automatisch dazu.

Die Idee eines neuen Treffpunktes verlief letztlich im Sand, da uns der Pfarrer später das Betreten des Grundstücks untersagt hatte; er empfand uns als viel zu laut.
Außerdem fühlten wir uns auf unserem guten, alten Spielplatz einfach viel wohler, als sonst irgendwo...

War's das etwa schon mit den Verrücktheiten, an die ich mich bezogen auf meine Kindheit noch erinnern kann? Ganz sicher nicht, da kommt noch einiges zum Vorschein...

Meine Schwester und ich, allein zu Hause!

Ich wollte meine Neugier im Bezug auf „was wäre wenn" befriedigen und probierte vieles aus; außerdem
glaubte ich an manches erst, wenn ich es sehen konnte; zudem war ich gerade am Abend oft gelangweilt, wenn meine Eltern arbeiteten.

Durch das Betreiben einer eigenen Kneipe waren meine Eltern häufig die ganze Nacht hindurch nicht zu Hause und wir somit allein (und ungestört).
Regulär machten sie die Kneipe gegen 3 Uhr dicht, selten früher.

Meine Schwester und ich waren kaum wirklich traurig darüber, ohne Aufsicht zu Hause zu sein. Schließlich hatten wir jede

Menge Spaß und entdeckten ständig neue, aufregende Möglichkeiten, um uns zu amüsieren.

Fraglich dabei ist wohl, ob die Abende tatsächlich immer so amüsant für meine Schwestern waren, wie für mich. Ich erinnere mich sehr gut daran, wie oft sie mich versuchte, von meinen Vorhaben abzubringen, weil sie große Angst vor Ärger hatte.
Gewöhnliche Spiele hingen uns recht bald schon aus dem Hals und verloren erheblich an Unterhaltungswert.

Bis spät in die Nacht vor dem Fernseher zu sitzen war immer uninteressanter geworden, da die Filme entweder schon bekannt oder gar nicht unser Ding waren.
Viel Abwechslung brachte unser Videorekorder irgendwann auch nicht mehr, denn wir kannten schon auswendig, was wir uns gefühlte 1000 mal angesehen hatten.

Wenn ich etwas entdeckte, was für meine Schwester nicht in Frage kam, weil sie einfach nicht wollte, dann befasste ich mich eben allein damit.
Das fand sie dann unfair, sie wollte nicht unbeteiligt daneben sitzen.

Meine Ideen waren für sie nicht immer ansprechend, alternativ dazu schlug sie jedoch Dinge vor, die ich keineswegs spannend genug fand.

Doch meistens schaffte ich es mühelos, sie davon zu überzeugen, dass wir hier ja eigentlich gar nichts schlimmes machen würden oder es schon keinen Ärger gäbe, da unsere Eltern nicht herausfinden würden, was wir denn so getrieben hatten.

Kleine Bestechungsversuche besänftigten sie jedoch immer und brachten sie meist dazu, dicht zu halten.

Feuer!

Eines Abends durfte meine Schwester mit meinem „Büro" spielen, während ich zum 100sten mal die Videokassetten meiner Eltern durchstöberte in der Hoffnung, dort einen für mich noch unbekannten Film für Erwachsene zu finden.

Dieses Büro war im Grunde eine Art Spielzeug – Schreibmaschine, deren Deckel man auf und zu klappen konnte.

Der Deckel reizte mich schließlich, etwas mit ihm auszuprobieren!

Zuerst brach ich ihn vom Rest der Schreibmaschine ab und verteilte Papier darauf und einige Zahnstocher.

Daraus wollte ich die Basis für ein kleines Lagerfeuer basteln und modellierte die Fetzen und Hölzer zu einem spitz zulaufenden Haufen.

Als ich das Feuerzeug in die Hand nahm, mahnte meine
Schwester mich vorlaut an, dass Plastik brenne und ich das
lieber lassen sollte.

Mit 8 Jahren sah ich keinen Grund, auf meine 2,5 Jahre jüngere
Schwester zu hören und entzündete meine Kreation!

Einige Abschnitte vorher erwähnte ich ja schon das Feuer, was
uns Kinder allgemein reizte.
Durch die Medien, unsere Eltern und die Schule wussten wir
ziemlich genau, was brennbar war und was nicht.
Daher war mir in dem Moment auch klar, dass meine
Schwester gar nicht mal zu Unrecht hatte, dennoch wollte ich
dieses Papier – Gebilde nun brennen sehen.
Nur kurz.
Ich würde schon rechtzeitig ausmachen, nicht umsonst hatte
ich gerade eben noch ein Glas Wasser bereit gestellt.

Der Plastikdeckel schmolz durch das Feuer und brannte ein
riesiges, schwarzes Loch in die Couchgarnitur meiner Eltern.
Das hatte ich nicht einkalkuliert, umso schockierter war ich, als
ich das mit Wasser gelöschte Desaster endlich von der Couch
hob und das Loch in der grünen Couch sah.

Ich begann bitterlich zu weinen und überlegte fieberhaft, was
ich meinen Eltern nun als Ausrede präsentieren sollte.
Meine kleine Schwester erkannte jedoch ganz richtig, dass ich
mich aus der Nummer gar nicht raus reden konnte.

Wir öffneten sämtliche Fenster, um den verräterischen Qualm und Gestank zu beseitigen und ich versuchte immer noch, ziemlich blöde Erklärungen für dieses Unglück herzuleiten, die einigermaßen plausibel für meine Eltern sein könnten.
Natürlich fiel mir keine ein!

Die Kleine rief meine Mutter an und bat sie, zuerst allein ohne unseren Vater nach Hause zu kommen, da ich ihr etwas zu beichten hätte.

Kurze Zeit später war sie dann endlich zu Hause und vernahm schon im Treppenhaus den Geruch von Verbranntem.
Als der Wohnungsschlüssen schließlich zu hören war, kamen mir erneut die Tränen und ich war vor lauter Anspannung nass geschwitzt.

Während ich herum drückste, rief meine Schwester dann kurz und knapp, ich hätte Feuer gemacht und nun wäre die Couch verbrannt.

Natürlich war meine Mutter wütend, schimpfte auch mit mir.
Dann folgte eine Predigt, was alles hätte passieren können, bis sie auf die Idee kam, in den Keller zu gehen.
Ich sollte mit ihr mitkommen und das verbrannte Element der Couch mitnehmen.

Im Keller fand sich glücklicherweise ein Element der selben Art, welches vor längerem mal aussortiert wurde und als Ersatz aufbewahrt wurde. Wir tauschten dieses um und es schien, als wäre dort nie etwas passiert.

Meine Mutter selbst wollte nicht, dass mein Vater davon erfuhr und lüftete erneut.
Diese Erfahrung lehrte mich, nie wieder mit Feuer zu spielen, jedenfalls nicht in der Wohnung.
Man könnte nun meinen, dass wir zukünftig weniger risikoreiche Beschäftigungen wählen würden, doch dem war nicht ganz so...

Die Tüte auf dem Schrank

Schon bald ergab sich ein weiterer Abend allein zu Hause, an dem wir nach etwas „neuem" suchten und sehr schnell fündig wurden.

Beim überblicken des Wohnzimmers erkannte ich eine blaue Mülltüte auf dem Schrank. Sie war groß und ich war mir sicher, dass dort ganz bestimmt kein Müll drin gewesen war.
Kurzer Hand stellten wir die beiden Sessel so aufeinander, dass man mühelos auch als Kind auf den Schrank greifen und sich die prall gefüllte Tüte herunter holen konnte.

Meine Schwester äußerte ihre Bedenken, die ich nach wie vor außer Acht ließ.

Nun hatten wir das schwere Teil geschafft, herunter zu holen, also sollten wir auch nachsehen, was drin war.
Unmengen an Videokassetten fanden sich darin, die teilweise beschriftet waren.

Somit erwies sich schnell, dass es sich hierbei um Pornofilme handeln musste. Es gab kein Halten mehr, ich musste unbedingt sehen, was diese Kassetten denn so schlimmes enthielten, dass man sie vor uns Kindern versteckt gehalten hatte.

Der erste Film, den ich eingelegt hatte, begann mit Warnhinweisen bezüglich des Jugendschutzgesetzes, dann folgte endlich der Film, jedenfalls die Titelmusik davon. Diese klang schon so „billig" und irgendwie verboten, dass mein Adrenalinspiegel derart in die Höhe schoss, wie ich es noch nie zuvor erlebt hatte.

Die erste Szene beinhaltete bereits pornografische Darstellungen, die wir für total pervers und versaut hielten. Plötzlich hörten wir einen Schlüssel in der Wohnungstür!

Überrascht und total perplex schaffte ich gerade noch, die Stopp - Taste zu drücken und das Cover der Kassette unter den Rekorder zu schieben.

Die Tüte hatten wir vorher schon vorsichtshalber wieder zurück auf den Schrank getan.

Wir gingen von ein höchstens zwei der Kassetten aus, die wir schaffen würden, uns anzusehen, eh unsere Eltern nach Hause kommen würden.

Unser Vater spazierte ins Wohnzimmer, was mich nun so richtig zittern ließ vor Angst.
Es war gerade erst 22:00 Uhr und er kam um die Zeit noch nie heim.

Er fragte leicht grinsend, ob alles in Ordnung wäre mit uns und wies uns darauf hin, dass wir bald ins Bett müssten.
Anscheinend hatte er gute Laune, denn er nahm an, dass wir den im TV ausgestrahlten Film schauten und gestattete uns, diesen noch bis zum Ende sehen zu dürfen, danach sollten wir dann schlafen gehen.

Er holte irgend etwas, verabschiedete uns liebevoll und ging dann wieder arbeiten.
Ich konnte gar nicht fassen, dass erstens mein Vater so plötzlich nach Hause kam, mich zweitens beinahe erwischt hätte und drittens aber nicht das geringste bemerkte!

Als Erwachsene hätte ich an der Stelle normalerweise nach einem Schnaps verlangt, um meine Nerven zu beruhigen.

Vorsichtig schlich ich in die Küche ans Fenster und beobachtete heimlich, wann mein Vater wieder wegfahren würde. Anschließend ließ ich den Rekorder weiterlaufen, schließlich wollte ich mir den Film ansehen.

Meine Schwester konnte soviel Dreistigkeit nicht fassen und entschied, sich lieber gleich ins Bett zu legen, denn unser Vater könnte jeden Moment wieder kommen.
Ich sah das anders und war mir sicher, sein Auto rechtzeitig hören zu können, um dann alles auszuschalten und mich ins Bett zu begeben.

Innerhalb weniger Wochen schaffte ich, mir jeden Film (wenigstens im Schnell – Vorlauf) anzuschauen, allerdings vorwiegend ohne meine Schwester. Ich hatte tatsächlich moralische Bedenken, sie mit schauen zu lassen.

Wir wurden älter und damit veränderten sich allmählich unsere Vorstellung von Spannung und Abenteuer. Dennoch waren wir weiterhin häufig Abends allein zu Hause, manchmal auch tagsüber.

Die Kneipe meiner Eltern gab es bald nicht mehr, stattdessen arbeitete mein Vater auf Montage und meine Mutter hatte Schichtdienst in einem Hotel.

Allein unter Freunden

Tagsüber interessierten mich Filme eher weniger, zumal ich

ohne Zustimmung meiner Eltern gern einige Freunde mit in die Wohnung nahm.

Um diesen etwas bieten zu können, kramte ich oft in den Schränken meiner Eltern herum, um etwas brauchbares zu finden.
Es fand sich immer etwas, womit wir uns die Zeit vertreiben konnten.

Zigaretten, Alkohol, eigentlich war nichts wirklich sicher vor mir, ich konnte mit allem etwas anfangen.
Die erste Zigarette versuchte ich, im Alter von 9 Jahren zu rauchen und verschaffte mir damit extreme Übelkeit und einen unaufhörlichen Hustenanfall, der mich fast dabei ersticken ließ.
Dabei nahm ich in mir ein Kribbeln wahr und Schwindel, der mich dazu brachte, direkt eine ganze Packung Zigaretten aus dem Schrank zu stehlen.

Es blieb letztlich bei dem Versuch, zu rauchen. Die meisten Zigaretten verteilte ich unter Freunden, um sie loszuwerden.

Strohrum

Als 13-jährige probierte ich von einer Flasche, auf der das Wort „Strohrum" zu lesen war, auch wieder mit Freunden. Ich hatte keinen Schimmer, was das sein sollte und erkannte nur an der

Aufschrift 80%, dass es sich um hochprozentigen Alkohol handeln musste.

Davon nahm ich also einen großen Schluck, anschließend einen weiteren zusammen mit meiner Freundin.

Niemand bemerkte so richtig, wie betrunken wir wurden.

Zufällig forderte einer der Freunde uns auf, wieder nach draußen zu gehen.

Dieser Vorfall blieb nicht unbemerkt, denn ich vergaß, alles wieder zurück in den Schrank zu stellen.

Meine Mutter sprach ich selbstverständlich darauf an, als ich wenige Stunden später wieder nach Hause kam.

Sie schimpfte mit mir, ich könne nur froh sein, dass mein Vater arbeiten wäre und erst am Wochenende wieder nach Hause kommen würde.

Ihre Bestrafung war Stubenarrest, ich durfte bis zum Ende der Woche nicht nach draußen gehen.

So sehr mich das auch ärgerte, so erleichtert war ich am Ende, denn es hätte noch viel schlimmer kommen können.

Glücklicherweise bemerkte meine Mutter nämlich nicht, wie betrunken ich immer noch war!

Meine Risikobereitschaft ließ allmählich nach, da mir nicht entging, dass meine Mutter sich darum sorgte, wohin das noch führen würde.

So verliefen die nächsten Jahre vorläufig harmlos, es ereigneten sich kaum mehr nennenswerte Dinge, die mich hätten in Schwierigkeiten bringen können.

Achtung, Achtung: Pubertät!

Nach Chaos und Unheil stand mir nicht mehr der Sinn, ich verlor bald das Interesse an spannenden Handlungen, die ich vor meinen Eltern geheim halten musste.

Mein Vater war viel auf Montage und somit ohnehin kaum zu Hause.
Meine Mutter gewährte uns Freiheiten, die er nie so gestattet hätte.
Er war definitiv der strengere Part meiner Eltern.

Er verbot uns sämtliche Kontakte zu den meisten unserer Freunde hin, befal das stundenlange lernen für die Schule und rastete jedes mal völlig aus, wenn einer von uns mit schlechten Zensuren von der Schule nach Hause kam.
Dafür kassierte ich grundsätzlich mehrere, schmerzhafte Ohrfeigen und musste zusätzlich den gesamten, restlichen Tag lernen.

Mein Vater schien zunehmend besessener von dem Gedanken, aus uns müsse etwas gescheites werden und dafür hatten wir gefälligst super Leistungen in der Schule zu erbringen.

Taten wir das nicht, prügelte er wie wahnhaft auf mich ein und schrie immer wieder, was für ein Versager ich wäre.

Ich begriff zunächst nicht, weshalb er so plötzlich so streng mit mir umging und dachte erst, es läge an der Schulform.

Nach der Grundschule besuchte ich die Realschule und ging davon aus, dass ich tatsächlich bald in die Hauptschule abrutschen würde, wenn ich nicht viel bessere Noten auf meinem Zeugnis stehen hätte.
So oder so ähnlich vermittelte mein Vater mir jedenfalls den Ernst der Lage.

Tatsächlich aber realisierte ich eines Tages, dass in mir etwas seltsames vorging.
Ich konnte es nur noch nicht deuten.

Irgendwann fielen mir einige Veränderungen meines Äußeren auf, die ich einerseits zu verstecken versuchte und woran ich andererseits doch irgendwie Gefallen fand.

Ich bekam Brüste, sie fingen mit 12 Jahren vorsichtig an zu wachsen und waren schon ein Jahr später richtig groß geworden.
Mein Interesse für Pubertät und Menstruation wuchs mit einem mal stark und auf letzteres wartete ich dann schon beinahe sehnsüchtig.

Meine Mutter war schon immer ein recht offener Mensch, den ich zu jeder Zeit wirklich alles zum Thema Sexualität fragen konnte. Sie bestätigte schon bald meine Vermutung, ich würde nun erwachsen werden und auch ganz bald schon meine Periode bekommen.

Als diese sich dann eines Tages zeigte, war ich erfreut und fühlte mich gleichzeitig irgendwie komisch.
In den kuriosesten Momenten begann ich plötzlich zu weinen oder zu lachen und konnte kaum deuten, wieso.

Mit Eintritt der Pubertät entwickelte sich in mir auch gleichzeitig das Bedürfnis, nicht mehr alles so hinzunehmen und mir erst recht nicht alles gefallen zu lassen.
Sobald mich mein Vater also erneut anschrie oder mir Vorhaltungen entgegen warf, die mich verletzten, gab ich (manchmal ungewollt) Widerworte und versuchte mich, gegen seine verbalen Attacken zur Wehr zu setzen.

Schließlich war er mir körperlich so überlegen, dass ich gegen seine Prügel nicht das geringste entgegensetzen konnte.
Wenn ich das schon über mich ergehen lassen musste, wollte ich mich wenigstens nicht auch noch „Mund-tot" machen lassen.

Die Rebellion schritt voran, wie auch der Wahn meines Vaters, der inzwischen schon wegen Kleinigkeiten auf mich einschlug und mich dabei so sehr verletzte, dass ich einige male die

Ambulanz des naheliegenden Krankenhauses aufsuchen musste.

Er äußerte sich immer häufiger zu meinem Aussehen, meiner Kleidung und unterstellte mir, ich hätte nur noch Jungs im Kopf.

Kurios daran war, dass ich bis zu dem Zeitpunkt gar kein Interesse an Jungs hatte und er mich grundlos derart mies behandelte. Erst viel später dachte ich daran, dass meine Entwicklung zur Weiblichkeit wohl so etwas wie paranoid hat werden lassen.

Damit nämlich wurden wahrscheinlich seine Ängste geweckt, ich könnte mich für das andere Geschlecht schon bald interessieren und würde sexuell aktiv werden.

Damals im Alter von 14 Jahren jedoch hatte ich nicht die geringste Ahnung davon, was aus meinem Vater einen solchen Tyrannen machte.

Ich hasste ihn nur noch und war für jede Sekunde dankbar, in der ich ihn nicht ertragen musste.

Und ob ich mich für Jungen zu interessieren begann; ich dachte ernsthaft, er hätte hellseherische Fähigkeiten und konnte womöglich in die Zukunft sehen.

So kam es, dass ich eines Tages hinter dem Schulgebäude einem Jungen begegnete, der 2 Jahre älter als ich war und schon als Lehrling in einer Bäckerei arbeitete.

Eine Freundin stellte uns einander vor, er grinste mich Hände schüttelnd an und ich fand ihn auf Anhieb sehr süß. Das war dann wohl das erste mal, dass ich mich in einen Jungen verliebte.

Die Herzchen in meinen Augen wurden in kurzer Zeit mehr und ich schrieb sämtliche Gefühlsregungen und Ereignisse rund um meinen „Freund" in mein Tagebuch.

Als ich eines Tages aus der Schule kam, empfing mich mein Vater mir mehreren Ohrfeigen in der Wohnungstür, zog mich an einem Ohr in den Flur hinein, hielt meinen Kopf dann an meinen Haaren fest und riss ihn hin und her, sodass ich kein Wort seiner Beschimpfungen verstanden hatte.
Mich durch meine Arme schützend fragte ich weinend, was ich denn getan hätte.

Ich konnte mich erst wieder in der Wohnzimmertür wieder aufrichten und bemerkte auch dann erst, was für ein Chaos in der Wohnung herrschte.

Es sah überall aus, als wäre eben noch ein Tornado durch die Bude gewütet, Papiere, Bücher und vieles andere lagen durcheinander geworfen im Wohnzimmer.

Im Flur war die Kommode umgeworfen worden und schließlich erkannte ich, dass er wohl auch in unserem Zimmer alles aus den Schränken gerissen hatte. Mir fehlten die Worte!

Meine Mutter versuchte vergeblich, ihn zu bremsen und am wüten zu hindern. Sie weinte die ganze Zeit über und bat – nein sie flehte ihn an, sich zu beruhigen. Man könne mit dem Kind auch im normalen Ton reden.
Darauf folgte eine Ohrfeige, die den Kopf meiner Mutter zur Seite warf.
Er schlug ihr so heftig ins Gesicht und schrie sie dabei an, sie habe das aus mir gemacht, ob ihr gefallen würde, dass aus mir ein solches Flittchen geworden wäre.

Ich verstand immer noch nicht, was ihn so sehr toben ließ, traute mich aber auch nicht, auch nur ein einziges Wort zu sprechen. Also ging ich möglichst unauffällig in mein Zimmer und weinte vor mich hin.
Das Zittern am ganzen Körper wurde immer intensiver, wollte einfach nicht aufhören.

Ich hatte wahnsinnige Angst, denn mir war klar, er würde jeden Moment zu mir kommen und dann weitermachen, wo er bei meiner Mutter aufgehört hätte.

Als ich ihn dann kommen hörte, schluchzte meine Mutter gleichzeitig hinter ihm her, er solle mich bitte in Ruhe lassen.

Doch da war die Zimmertüre auch schon aufgesprungen, er kam auf mich zu und schlug mich abwechselnd links und rechts in s Gesicht, während er mich weiter anschrie, wie ich mir erlauben könnte, Sex mit irgendwelchen Pennern zu haben.

Immer noch ahnungslos schaute ich ihn an und schrie nun verzweifelt, er solle aufhören, mir so einen Scheiß zu unterstellen. Ich hatte keinen Sex, nicht einmal ansatzweise!

Stille!

Er ging hinaus, es rumpelte kurz, dann kam er wieder in mein Zimmer und murmelte vor sich hin, wo denn dieses Ding sei, dieses Heft.
Plötzlich sah ich mein Tagebuch auf dem Schreibtisch liegen, teilweise zerrissen und geöffnet, mit zerknickten Seiten.
Als ich das Buch erblickte, fand auch mein Vater, wonach er suchte!

Er nahm es, schlug es mir wiederholt ins Gesicht und las zwischendurch einige Passagen über meinen ersten Freund, die Küsse, seinen Geruch, die Bäckerei, sogar die ersten Berührungen...
Ich wusste nun nicht, ob ich mich schämen sollte, wütend über meine detaillierten Zeilen, oder ob ich meinen Vater einfach nur dafür verachten sollte, dass er mir nicht nur meine Privatsphäre rücksichtslos zerstörte.

In jedem Fall ärgerte ich mich sehr darüber, dass ich meine wertvollen, ersten Erfahrungen überhaupt niedergeschrieben hatte und erst recht darüber, dass ich mir kein sichereres Versteck für mein Tagebuch ausgesucht hatte.

Das war wohl der am meisten demütigende Augenblick meines bisherigen Lebens gewesen, darüber kam ich so schnell nicht hinweg!
Ich weinte tagelang und schämte mich dafür, wie genau mein Vater durch ein blödes Tagebuch von allem in Kenntnis gesetzt wurde.

Ich fühlte mich, als hätte er mich bei allem in flagranti erwischt, als wäre er dabei gewesen....

Zu keiner Zeit bereute ich, diesen Freund zu haben.
Mir war nur so unfassbar peinlich, dass mein Vater so viele Einzelheiten kannte, die ich noch vor kurzem als meine geheimsten, intimsten Momente bezeichnet hatte.

Noch viel unglaublicher erschien mir, was daraufhin folgte!
Er wollte mich in den Glauben versetzen, ich hätte es mir einem Stricher zu tun.
Mein erster, richtiger Freund ginge „anschaffen", um sich seine Drogen finanzieren zu können.
Es gäbe einen Zuhälter, den ich ebenfalls kenne, so mein Vater dann weiter.

Ich schaute ihn ungläubig und fragend an und verstand gar nicht, wie er auf all das käme und woher er das wissen wollte. Am gleichen Tag noch fuhr er mit mir zum Hauptbahnhof und zwang mich bei der Polizei, Aussagen zu machen, die seine Wahnvorstellungen bestätigen würden.

Ich konnte jedoch kaum etwas dazu aussagen, erfuhr schließlich von den Polizisten, dass diese Geschichte so viel mehr an Wahrheiten in sich barg, als ich je geglaubt hätte. Am Ende kam es zu einer Gerichtsverhandlung, in welcher der besagte Zuhälter verurteilt wurde und ich verlor auf einen Schlag sämtliche Freunde, die sie bis vor kurzem noch gewesen waren.

Schule und Abschluss

Je älter ich wurde, umso mehr Freiheit und Lebensqualität wurde mir durch meinen Vater genommen.
Seine Absichten mögen grundsätzlich ja gute gewesen sein, doch ich litt sehr unter ihm und seinen Träumen, die er durch uns Töchter offensichtlich verwirklichen zu versuchte.

Freundschaften, die bereits in frühester Kindheit entstanden waren, festigten sich nun zunehmend und erhielten immer mehr Bedeutung für mich.

Meine Freunde waren mir sehr wichtig, daher versuchte ich so ziemlich alles, um wenigstens ein bisschen Zeit mit ihnen zu verbringen.

Mein Vater meinte immer alle gut zu kennen und verbot mir den Umgang zu immer mehr meiner Freunde, bis ich mich schließlich mit niemandem mehr blicken lassen durfte.

Seine Begründungen dafür waren unterschiedlich, meine nachlassenden Leistungen in der Schule, irgendwelche schlimmen Geschichten über diejenigen, eigentlich fiel ihm zu jedem der Jugendlichen ein triftiger Grund ein, weshalb ich mit ihm oder ihr nichts mehr zu tun haben durfte...

„Gestern habe ich XY da und da gesehen, mit dem und dem (ganz schlimm), die haben Drogen genommen!"

„Die habe ich am Bahnhof gesehen, war bestimmt anschaffen."

„Der sieht aus wie ein Penner, ich will dich nicht mehr in seiner Nähe sehen!"

„XY hat mir erzählt, dass der und der Zuhälter ist, der dich nur auf den Strich schicken will."

„Diese Kinder spucken auf die Straße und beleidigen mich."

„Der und der hat mir Schläge angedroht, dem poliere ich die Fresse!"

„Neulich war die Polizei bei der und der, weil sie beim Klauen erwischt wurde."

„Ihre / seine Mutter geht anschaffen und zieht dich mit runter, bleib da weg!"

...

Mein Vater schien paranoid zu sein...

Nicht einer dieser Aussagen entsprach auch nur zur Hälfte den Tatsachen, alles wurde an den Haaren herbei gezogen, nur um mir damit ausdrücklich meine Freunde zu verbieten und gerne auch auszureden.

Natürlich gab ich nicht das geringste auf die genannten Anschuldigungen, denn ich kannte ihn ja und meine Freunde kannte ich sowieso.

Zum einen kam er mir täglich mit solchen oder ähnlichen Aussagen über einen oder mehrere meiner Freunde, welche sich auch noch häufig wiederholten, zum anderen wusste ich für gewöhnlich, wo sich wer wann tatsächlich aufgehalten hatte, weil ich irgendwie schaffte, wenigstens für ein paar Minuten auch dort zu sein, um die „Clique" sehen zu können.

Ich stellte mir schon sehr oft die Frage, wie man auf die Idee käme, ihm unbekannte Jugendliche mit solch unsinnigen Anschuldigungen durch den Dreck zu ziehen, beinahe manisch, also zwanghaft.

Richtig entsetzt war ich schließlich, als er mir hin und wieder vorwarf, MICH da oder dort gesehen haben zu wollen. Sicher fragte er mich dann vorher kurz, wo ich denn gewesen wäre. Wenn er mir dann auch noch beschreiben wollte, wie ich gekleidet war, seufzte ich nur ungläubig und entgegnete ihm in einem, dass ich zu der Zeit nicht einmal in der Nähe gewesen sein konnte, da ich doch einen Termin hatte, zu Hause war, bei meiner Tante zu Besuch war, oder oder oder...

Mein Vater erklärte irgendwann beiläufig, jemanden gesehen zu haben, der mir zum verwechseln ähnlich sähe, wobei er zuerst glaubte, mich zu erkennen.
Mir wurde immer mehr klar, dass er häufiger Menschen zu erkennen glaubte, die jedoch zu 99% ganz andere waren, die lediglich ein wenig Ähnlichkeit mit dem Vermuteten hatten (von hinten gesehen, in zig oder hunderten Metern Entfernung).

Mit jedem mal fand ich seine Aussagen über wen auch immer nur noch lächerlicher und konnte ihn daher immer weniger ernst nehmen. Ich hörte ihm nicht einmal richtig zu, vernahm nur beiläufig, was er da vor sich hin murmelte.

Irgendwann jedenfalls verbot er mir jeden Kontakt zu den meisten der besagten Clique und ließ mich nur unter der Bedingung nach draußen, ich müsste mich stündlich zu Hause melden.

Damit wollte er sich die Gewissheit verschaffen, dass ich nie wirklich weit von zu Hause entfernt war.

Und Gnade mir Gott, wenn ich das nicht pünktlich tat!

Richtig schwierig wurde es schließlich für mich, als ich mich erneut verliebte (ich war 15,5 Jahre alt) und natürlich das Bedürfnis hatte, diesen Jungen, der bald mein Freund war, zu sehen.

Niemand der mich umgebenden Jugendlichen konnte nachvollziehen, weshalb ich stündlich zu Hause klingeln sollte, wieso ich kaum raus durfte und warum sich kaum jemand mit mir sehen lassen sollte.

Nach außen hin wirkte mein Vater grundsätzlich immer freundlich und auf Kinder und Jugendliche sogar voll in Ordnung, cool eben.

Umso skeptischer sahen sie mich an, wenn ich mit geröteten Augen und Tränen im Gesicht erklärte, ich dürfe heute nicht nach draußen und hätte Prügel bezogen.

Man sah mich ungläubig an und glaubte kaum, was ich da erzählte.

Das machte mich wütend und ließ mich bald an mir selbst zweifeln.

Meine schulischen Leistungen ließen indes zunehmend nach und wurden immer schlechter. Wie sollte ich auch großartig etwas vom Unterricht mitbekommen, wenn ich gar nicht in der Schule war.

Stattdessen hielt ich mich immer öfter bei Freunden auf, schwänzte immer häufiger und dachte nicht an mögliche Konsequenzen.

Wenn ich schon nicht nach draußen dürfte, wollte ich eben die Schulzeit dafür nutzen, um Freunde zu treffen usw. Ich hatte ja sonst so gut wie keine Freizeit mehr.

Neben der regelmäßigen Schläge, die ich durch meinen Vater erfuhr, musste ich mir auch noch seine Freiheitsberaubung gefallen lassen, was ich nicht einsah.

Eines Morgens entschied ich daher, das Jugendamt aufzusuchen und dort um Hilfe zu bitten.

Es verschlug mir komplett die Sprache, als der Typ vor mir nach meiner detaillierten Schilderung über die Zustände in meinem zu Hause, lediglich entgegenbrachte, er könne mir nicht so einfach helfen und sich über meine Eltern hinwegsetzen.

Diese müsste er zunächst dazu befragen und dann könnten wir gemeinsam über Familienhilfe oder ähnliches beraten.
Aber ausziehen und in ein Heim untergebracht werden käme für mich nicht in Frage, dies koste nämlich eine Menge Geld.

Er forderte mich höflich auf, doch wieder nach Hause zu gehen und mich mit meinen Eltern auszusprechen. Wir würden sicherlich eine Lösung für unsere Probleme finden...

Insgesamt erschien ich ganze drei mal beim Jugendamt, beim letzten mal dann sogar mit ärztlichem Attest über meine Verletzungen, die ich durch meinen Vater erfuhr – drei mal bat ich dort vergeblich um Hilfe.

Als ich 16 Jahre alt war, durfte ich (oh Wunder!) die Disco des naheliegenden Jugendtreffs besuchen.
Um 22:00 Uhr musste ich zwar wieder zu Hause sein (und auch hier musste ich mich alle zwei Stunden blicken lassen), doch das nahm ich in Kauf, immerhin durfte ich dort hin.

Alle, die ich kannte, sogar meine Cousine, waren zur Disco erschienen, mein Freund natürlich auch und weitere Freunde sowieso. Die durften wie alle anderen bis zum Schluss bleiben (0:00 Uhr) und baten mich darum, zu Hause nach einer Verlängerung zu fragen.

Wissend, dass meine Eltern diese Frage verneinen würden,

versuchte ich trotzdem, wenigstens eine Stunde länger zu erbetteln.

Mein Vater war gar nicht zu Hause, musste wohl noch mal weg, wie meine Mutter mir sagte.
Sie wusste allerdings nicht genau, wann er denn wieder zurück wäre, daher genehmigte sie vorsichtig eine halbe Stunde mehr, so sollte ich dann um 22:30 Uhr zu Hause sein.

Die meisten meiner Freunde dachten wohl das Gleiche wie ich, die halbe Stunde war nun nicht gerade lohnend und brachte irgendwie nicht wirklich etwas.
Mein damaliger Freund begann sogar, herum zu motzen und äußerte sein Bedürfnis, meinem Vater auf's Maul zu hauen.
Ich wollte jedoch keinen Ärger riskieren und verließ rechtzeitig die Disco, um pünktlich zu Hause zu sein.

Der Weg war nicht lang und führte durch den Park.
Ein paar Freunde, darunter auch mein Freund, begleiteten mich ein Stück und wir alberten herum.
Etwa 20 Meter von meiner Haustür entfernt standen wir noch einen Augenblick lang und unterhielten uns.

Meine Uhr zeigte an, dass ich schon 5 Minuten über der Zeit lag und somit verabschiedete ich mich rasch und rannte schnell zur Haustür.
Dort sah ich das Licht im Badezimmer brennen und wusste, dass meine Mutter vor lauter Nervosität über ein paar Minuten

Verspätung mit ihrem Magen zu kämpfen hatte.

Da ich das Auto meines Vaters nirgendwo sehen konnte, nahm ich an, er wäre noch immer unterwegs.

Als sich die Tür öffnete, stand mein Vater vor mir und schlug zunächst auf mich ein.
Dabei schimpfte er und warf mir vor, ich machte meine Mutter krank vor Sorgen um mich.
Ich versicherte ihm weinend, dass ich wirklich um die Ecke gestanden hatte und beim quatschen mit einer Freundin die Zeit vergaß. Außerdem war ich noch keine 10 Minuten zu spät und empfand dies noch nicht als schlimm.

Er schlug mir brutal und mehrfach weiterhin ins Gesicht, bis ich die Schläge nicht mehr über mich ergehen lassen wollte.

Unfassbare Angst und Verzweiflung bündelten sich in mir und mit zunehmender Wut schrie ich und hielt meine Arme vor meinem Gesicht, um mich zu schützen.
Er tobte noch mehr, je lauter ich schrie und zerrte mich in mein Zimmer.

Zum Schweigen brachte er mich, indem er meinen Kopf mit beiden Händen ein paar mal auf den Boden schlug, bis mir schwarz vor Augen wurde...

Als ich die Tür schloss und mich weinend ans Fenster setzte, vernahm ich das Lachen und die Stimmen der Freunde, die mich bis fast hierher begleitet hatten. Beim Blick hinaus erkannte ich, dass sie sich in Richtung Haustür bewegten und bekam Angst davor, sie würden bei uns klingeln und damit ein riesiges Desaster anrichten (unwissend natürlich!).

Also griff ich schnell nach einem Stift und einem Stück Papier und ging ins Bad.
Dort verschloss ich die Tür, kritzelte „Hilfe, Polizei!" auf das Papier und wartete ab, bis ich meine Leute nah genug vermutete, um dass diese den klein gefalteten Zettel sehen und erkennen konnten.

Es rumpelte und polterte mit einem mal lautstark an der Badezimmertür, mein Vater schrie, ich solle die Tür sofort öffnen.
Ich schrie ihn an, pochte auf das bisschen Privatsphäre, allein und unbeobachtet auf die Toilette gehen zu wollen.
Er trat nun heftig gegen die Tür, meine Mutter kam hinzu und flehte mich an, ich solle aufmachen.

In diesem Moment dachte ich, dass lautes Schreien von mir die einzige Möglichkeit für mich war, um meine Freunde auf mich aufmerksam zu machen.
So würden sie sich vielleicht endlich mal nähern und hoffentlich meinen Zettel sehen, den ich gleich durch das Fenster werfen wollte.

Also schrie ich etwas hysterischer und dramatisch, ich sähe nicht ein, die Toilette zu nutzen, wenn jeder sich Zugang zu dieser verschaffen konnte. Endlich hörte ich dann die Stimme meines Freundes und warf den Zettel hinaus, schrie noch einmal nach Hilfe und wurde von meinem Vater schließlich an den Haaren vom Fenster weggerissen.

Mein Kopf schmerzte inzwischen höllisch, es dröhnte und fühlte sich so an, als fehlte mir ein großer Teil meiner Haare. An der Schläfe fühlte ich ein wenig Blut und war kurz davor, mein Bewusstsein zu verlieren.

In meinem Zimmer auf dem Boden liegend bekam ich mit, dass es klingelte und mein Vater daraufhin lautstark mit meinem Freund diskutierte.
Es fielen Worte wie: Polizei, Kindesmisshandlung, Schläge, Schreien, verprügeln, eingesperrt.

Obwohl ich nicht daran glaubte, dass jemand die Polizei rufen würde, erschien auch diese etwa eine dreiviertel Stunde später und befragte zuerst meine Eltern, danach auch mich.

Als Freund und Helfer sah ich diese Idioten von Beamten an diesem Abend nicht, denn diese taten den Vorfall ab als Erziehung und schwieriges Alter.
Auf mein Flehen und meine Verletzungen reagierten sie gar nicht erst, sondern zogen wieder von dannen, nachdem sie sich freundlich und wohlwollend von meinen Eltern

verabschiedet hatten.

Was also blieb mir anderes übrig, als von zu Hause abzuhauen, mich nachts einfach davon zu schleichen?

Diese Möglichkeit sah ich als die einzige an, um von zu Hause wegzukommen, vielleicht mit der Aussicht, schon bald eine Art des betreuten Wohnens für mich in Anspruch zu nehmen.

Ich riss also insgesamt dreimal von zu Hause aus und wurde jedes mal erneut gefunden und wieder nach Hause zitiert. Infolgedessen bezog ich weitere Prügel und sah keinen Ausweg mehr, dieser Hölle zu entkommen.

Mit 17 Jahren beschloss ich schließlich, zu meinem Freund in ein Appartement zu ziehen, woran mich meine Eltern nun nicht mehr hindern konnten.
Diesen Tipp erhielt ich durch einen Mitarbeiter des Jugendamtes auf dem Rathaus.
Die Beziehung zu meinem Freund verlief zwar auch nicht ganz optimal, doch ich empfand diese Lösung vorerst als die beste, bis ich letztlich eine eigene Wohnung anmieten konnte.

Meinen Schulabschluss hatte ich selbstverständlich total vergeigt und besuchte deshalb etwa ein Jahr lang eine Berufsfachschule.

Nach dem Jahr begann ich eine Ausbildung als Maler und

Lackiererin und brach diese schon nach drei Monaten ab, weil ich schwanger wurde.

Die Schwangerschaft war eine willkommene Ausrede für meinen Abbruch, tatsächlich hatte ich schon bald die Lust an der Arbeit in den Betrieb verloren und stellte nüchtern fest, dass ich so gar keine Zukunftsperspektive hatte.

Etwa vier Jahre später besuchte ich eine Abendrealschule für die Dauer von einem Jahr, um meinen Realschulabschluss nachzuholen.

Meine Leistungen dort waren nicht vergleichbar mit denen aus meiner Zeit als Schulpflichtige!

Einige Lehrer von dort legten mir dringend nahe, das Abitur noch anzuhängen, da ich mehr als geeignet dafür war und das bisherige Schuljahr mit Bravour hinter mich brachte.

Natürlich hätte ich gern noch zwei weitere Schuljahre beansprucht, was jedoch schwierig war als alleinerziehende Mutter, denn ich wäre auf einen zuverlässigen Babysitter angewiesen.

Ich wusste nicht, wie ich einen solchen hätte bezahlen sollen und konnte meine Eltern auch nicht ständig zum Hüten meines Sohnes beanspruchen.

Das Verhältnis zwischen meinem Vater und mir war ohnehin sehr schwierig, auf Unterstützung hoffte ich daher erst gar nicht und verzichtete damit auf mein Abitur.

Die mittlere Reife war mir jedoch sehr wichtig, da ich nicht ohne Schulabschluss dastehen wollte.

Das Abitur könnte ich später bei Bedarf immer noch machen.

Zweite Ehe ~ zweites Kind

In der Zeit während meiner Arbeit in einer Werbefirma lernte ich meinen zweiten Mann kennen.

Warum wir uns ineinander verliebten, ist mir eigentlich ein Rätsel, denn im Grunde hatten wir kaum etwas gemeinsam.

Was uns am anderen faszinierte, war wahrscheinlich das andere an sich, die Kontroversität zueinander.

Ich war eher abenteuerlustig und lebensfroh, während er sehr kalkuliert und solide war.

Ich war die ausgeflippte, er der seriös - spießige.

Ich handelte intuitiv, er stets kontrolliert.

Ich mochte es gern laut, er war lieber ruhig und gesittet.

Ich war freizügig, er prüde.

So könnte ich endlos weiter noch mehr Gegensätze aufzeigen, die sich ja laut Volksmund bekanntlich anziehen. Ja doch, sie zogen tatsächlich an, anfangs.

Es wurde jedoch bald etwas schwieriger mit den Gegensätzen, denn an denen störten wir uns schon immer öfter.

Die Beziehung, die wir führten, ließ mich mit der Zeit etwas bodenständiger werden, ich wurde ruhiger und ging davon aus, dass mir das spießbürgerliche Leben in einem Dorf in ländlicher Gegend mal ganz gut tut.

Vernunft fehlte mir sowieso als grundlegende Eigenschaft, es konnte also nicht schaden, vernünftiger zu werden, erwachsen sozusagen.

Ich nutzte die meiste Zeit dazu, mich selbst zu verwirklichen und machte zum Beispiel meinen Führerschein endlich. Ganze 6 Wochen später hatte ich meine Fahrerlaubnis erwirkt und dafür ganz allein bezahlt.

Bis zu drei verschiedene Jobs hatte ich zu der Zeit, um die Kosten für die Fahrschule und die Prüfungen möglichst schnell decken zu können.

Mein Mann unterstützte mich sporadisch beim Lernen oder durch das Fahren von A nach B.
Mit dem Führerschein hatte ich mir ein beachtliches Stück Freiheit möglich gemacht.

Meine Albernheiten und die Liebe zum lachen waren das, was mich wohl am meisten ausmachte.
Meine positive Ausstrahlung und der ewig lächelnde Gesichtsausdruck erlangten die Faszination vieler Menschen.

An meiner Seite befand sich nun ein ernst dreinschauende, kräftiger Mann mit konservativem Aussehen insgesamt. Manchmal erschien er mir so weltfremd und engstirnig, wenn ich mich offen gezeigt habe oder freizügig.

Wir waren sehr verliebt anfangs, was wohl ein Jahr lang anhielt, glaube ich. In dem Jahr wurde ich schwanger, worüber wir uns beide sehr gefreut hatten.
 Doch je mehr ich mich äußerlich veränderte, je mehr ich „schwanger" aussah, umso mehr wandte er sich von mir ab und hängte sich gänzlich in seine neue Position als Leiter einer Supermarktfiliale hinein.

Eigentlich störte mich kaum, dass wir seltener aktiv wurden, bis wir schließlich gar keine sexuellen Ambitionen mehr zueinander hatten.
Wir sprachen zwar mal darüber und wollten wissen, wie lange das noch so gehen würde, aber verändert haben wir daran beide nichts.

Trotzdem, dass wir uns stark voneinander distanziert hatten, kamen wir recht gut miteinander aus und lebten weiterhin gemeinsam in dem alten Fachwerkhaus. Lediglich die Wohnbereiche wurden ein wenig voneinander abgetrennt, sodass jeder seinen eigenen Bereich hatte.
Die Kinder hatten auf diese Weise immer noch zu beiden Elternteilen Zugang und wir konnten beide fast ohne

Einschränkung arbeiten, weil immer jemand bei den Kindern zu Hause bleiben konnte.

Das Leben innerhalb dieser entstandenen WG ließ sich ungefähr zwei Jahre lang gut aushalten.
Wir lebten den Alltag meist unabhängig vom anderen und verbrachten hin und wieder doch ein wenig Zeit miteinander, indem wir gemeinsam grillten, zusammen irgendwo hinfuhren, oder ähnliches.

Die Unternehmungen zu zweit wurden allerdings automatisch weniger, da die getrennten Wohnbereiche uns regelmäßig daran erinnerten, dass wir nicht mehr als Paar zusammenlebten.

Nach zwei Jahren etwa hatte ich das große Bedürfnis, nun aber doch gern auszuziehen in eine eigene Wohnung und zwar zentral in der Stadt liegend, von wo aus ich meine Arbeit gut zu Fuß erreichen konnte.

Vom Leben als Single

Die erste Wohnungsbesichtigung war direkt ein Volltreffer, meinen Kindern gefiel die Wohnung genauso wie mir. Sie war groß genug, schön hell und hatte hohe Decken.
Sie lag in einem Hinterhofhaus und strahlte einen ganz besonderen Charakter aus.

Wir konnten schon zum nächsten Monat dort einziehen und ich fühlte mich vom ersten Moment an sehr wohl in meinen neuen, eigenen vier Wänden.

Ich wollte meine große, helle Wohnung nicht mit zu vielen Möbeln ausstatten, da ich so viel Platz gern für uns wahren wollte.

Die Kinderzimmer wiederum hätte ich gern etwas voller gehabt, doch mir fehlte das Geld, um Möbel für zwei Kinderzimmer zu besorgen.
Den Vater fragte ich erst gar nicht nach Unterstützung, denn ich erhoffte mir, selbst irgendwie heranschaffen zu können, was nötig war.

Überhaupt fühlte sich meine neu gewonnene Freiheit so großartig an! Gerade während der Ferien konnte ich mit den Kindern überall hin und solange bleiben, wie wir Lust hatten. Nach Hause gingen wir erst, wenn wir das wollten.

Wir verbrachten viele schöne Abende bei meiner Schwester (und meinem Neffen), meiner Cousine (die übrigens beide auch Kinder hatten), bei meiner Nachbarin (auch sie hatte zwei Kinder) und es war schlicht egal, wann wir wieder zu Hause sein würden.
Schließlich waren noch Ferien, da musste niemand super pünktlich ins Bett.

Meiner Arbeit ging ich spät Abends durch die Nacht hindurch nach und kam am nächsten Morgen meist nach Hause, wenn die Zwerge noch schliefen.

Sofern die beiden an vereinbarten Wochenenden nicht wie besprochen bei ihrem Vater waren, passte meine Nachbarin auf sie auf und ließ sie oben bei sich schlafen oder kontrollierte deren Schlaf unter sich in meiner Wohnung.

So konnte ich zuverlässig bei der Arbeit erscheinen, die für mich zusätzlich einen beträchtlichen Teil zur Unterhaltung beitrug.

Meine Single-Zeit lebte ich unbefangen und lebensfroh aus. Ich genoss die Nächte sehr, in denen ich frei von Zeit und Raum war.

Mit der Zeit ergab sich dann auch mein Interesse, mich mit dem Computer zu beschäftigen.
Ich surfte über Stunden im Internet, da ich nicht an jedem Abend arbeiten musste.
Bald stieß ich auf die vielen Chaträume, in denen ich viele neue Bekanntschaften schloss, welche nicht nur online gepflegt wurden.

Fremde Leute zu treffen, die man zuvor nur durch ein bisschen schreiben kannte, fand ich unglaublich spannend.

Es gab natürlich neben dem Computer noch einiges mehr, womit ich mir die Zeit versüßte...

Gern ging ich zwischendurch auch mal allein aus, meistens in die Bar, in der ich sonst arbeitete.
Hier traf ich immer jemanden und war in der Gesellschaft, in der ich mich am wohlsten fühlte.
Gerade dann, wenn mein Ex-Mann die Kinder bei sich hatte, sah ich nicht ein, zu Hause herum zu sitzen.

Wenn ich mir also niemanden eingeladen hatte, fuhr ich selbst irgendwo hin und amüsierte mich.

Genauso gern verbrachte ich aber auch gemütliche Abende mit meiner Schwester, guten Freunden, meiner Nachbarin (die mir eine sehr gute Freundin geworden war), einem Verhältnis, Kollegen, usw.

Durch die immer intensiver werdenden Unterhaltungen am Computer via „Messenger" lernte ich meinen jetzigen Mann und weitere Menschen kennen, mit denen ich mich zeitweise sogar online verabredete.
Wir vereinbarten einen Zeitpunkt, an dem der jeweils andere und ich miteinander schrieben, telefonierten oder „videochatteten".

Einige der Kontakte waren mir sehr wichtig geworden, diese wollte ich mir gern auch zukünftig und vor allem real *weiterhin bewahren.*

Schließlich stand meinen Kindern und mir ein Umzug in eine völlig fremde Stadt bevor, in der wir zunächst noch niemanden kannten. Es konnte also nicht verkehrt sein, sich vorab schon mal mit einigen aus der Region vertraut zu machen.

Wahnsinn reloaded

Kaputt ist kaputt, oder nicht?

Zu Beginn dieser Passage möchte ich noch einmal ausdrücklich betonen, dass ich keineswegs ein Therapie-Verweigerer bin.
Ganz im Gegenteil, ich bestand sogar häufig auf eine therapeutische Maßnahme, konnte jedoch nie eine ausfindig machen, die mir in meiner akuten Situation hätte helfen können.

Mir hätte mit Sicherheit alles geholfen, was ich kurze Zeit später hätte beginnen dürfen, doch von den Schwierigkeiten beim suchen nach einem Therapieplatz habe ich in einem anderen Abschnitt schon erzählt.

In meinem gesamten bisherigen Leben lief es eigentlich immer auf eines hinaus:

Um Hilfe zu bitten, sie anzunehmen, war generell nie ein Problem. Doch wie sehr wurde mir am Ende tatsächlich geholfen?

Bereits während meiner Kindheit wusste ich, dass Sachen, die kaputt gingen oder zerstört wurden nicht ohne weiteres durch die Anschaffung neuer Sachen ersetzt werden konnten.

Wir wuchsen in einem Elternhaus auf, wo Geld stets knapp war und eben nicht alles neu gekauft werden konnte.
Entweder wir schonten unsere Spielsachen oder Geräte, oder wir mussten sie versuchen, zu reparieren.

Dabei fällt mir mein erster Kassettenrekorder ein, den ich zum Geburtstag geschenkt bekam.
Ich wünschte mir schon längere Zeit vorher einen und war überglücklich, ihn dann endlich besitzen zu dürfen.
Neben dem Abspielen unzähliger Kassetten konnte ich mit diesem auch Aufnahmen erstellen.

Die ersten Aufnahmen entstanden durch albernes Gekicher und Gelächter, Quatsch, den meine Schwester und ich machten, halbherziger Gesang, der witzig sein sollte und sogar meine Mutter nahmen wir heimlich dabei auf, wie sie uns schimpfte und dazu aufforderte, unser Zimmer aufzuräumen oder jetzt endlich zu schlafen.

Die Aufnahmen hörten wir uns später immer und immer

wieder an und hatten Spaß an unserem akustischen Blödsinn.

Schon bald kam mir die Idee, den Rekorder an den Lautsprecher des Fernsehers zu halten und rechtzeitig die Aufnahme zu starten, wenn ein Song gespielt wurde, den ich unbedingt haben wollte.

Das funktionierte gut, wenn auch die Tonqualität nicht herausragend war. Für meine Bedürfnisse jedoch war der Sound ausreichend und so nahm ich auf diese Weise häufiger Musik für mich auf.

Eines Tages jedoch musste ich erschrocken feststellen, dass der Rekorder nicht mehr funktionierte. Ich war am Boden zerstört, denn ich wusste, er würde mir nicht ersetzt werden.

Eine Reparatur hatte ich gar nicht erst in Erwägung gezogen, da ich nicht dachte, diese würde ihn wieder funktionstüchtig machen.

Außerdem wusste ich, dass Reparaturen nicht kostenlos sind. Ich zögerte zuerst, meine Eltern davon zu unterrichten und tat es schließlich dann doch, in der Hoffnung, mein Vater könnte ihn mir vielleicht reparieren.

Er war zwar nicht zu Hause und sollte erst am Wochenende wiederkommen, doch solange war ich bereit, abzuwarten.

Mich ließ der Gedanke an den kaputten Rekorder nicht los, ich wollte ihn unbedingt wieder benutzen können.

Also nervte ich meine Mutter mit häufigen Fragen nach

Möglichkeiten, wie man ihn wieder zum Laufen bekommen könnte.

Sie gab mir eine Reinigungskassette, die ich beidseitig komplett abspielen sollte.
Viel versprach ich mir davon zwar nicht, doch ich wollte es wenigstens versuchen.

Leider erinnere ich mich gerade nicht mehr an den genauen Fehler, doch ich weiß ganz sicher, dass ich nach dieser Reinigung das Innenleben genau inspizierte und schnell glaubte, den Fehler gefunden zu haben.
Ihn zu beheben muss ganz einfach gewesen sein, denn ich konnte kurz darauf wieder meine Kassetten abspielen und war so stolz auf mich, wie noch nie.

Ein Walkman war dann die Steigerung des Rekorders ein oder zwei Jahre später, diesen behandelte ich ebenso sorgfältig wie meinen Kassettenrekorder.
Der Walkman funktionierte lange tadellos, eines Tages aber dann auch nicht mehr.

Nachdem ich ihn mir auch wieder von Innen genau angesehen hatte, fand ich auch hier den Fehler, Fetzen einer Kassette, deren Band sich irgendwann darin verheddert hatten.
Die entfernte ich und reparierte erneut ein Gerät, das anschließend wieder funktionierte.

Später verband ich Kabel neu, die irgendwo porös waren und Strom nicht mehr richtig leiten konnten und stellte mit einzelnen Elementen ganze Musikanlagen zusammen.

Natürlich war nicht jede meiner Reparaturen einwandfrei, manchmal ließ sich ein Fehler nicht durch mich beheben, da ich weder über richtiges Werkzeug verfügte und zudem ja nur mit wenig wissen versuchte, was ich versuchen konnte.

Ich lernte jedenfalls sehr früh, dass man sorgfältig mit seinen Sachen umzugehen hat und im Fall einer Beschädigung zuerst versuchen sollte, etwas wieder ganz zu machen oder zu reparieren, bevor man es endgültig wegwirft.

Mit dieser Einstellung lebe ich heute noch, sowie ich auch in der heutigen Zeit immer erst versuche, selbst tätig zu werden, bevor ich nach jemandem suche, der sich besser damit auskennt.

Hierbei musste ich auch die Erfahrung machen, dass man bei eigenmächtigen Handlungen im schlimmsten Fall noch viel mehr beschädigen konnte, als ursprünglich beschädigt war.

System... ERROR!

Ja, auch ich ließ mich irgendwann für Technik begeistern und ließ mir einen Computer andrehen, der zwar gebraucht und nicht besonders stark gerüstet war, aber für mich eignete sich dieser optimal zur Anschauung und ersten Arbeiten an ihm.

Die Festplatte war eine von sehr geringem Volumen, ich spreche von Technik, wie sie vor zwanzig Jahren etwa ausgestattet war.

Mein Interesse an dem alten Rechner kam eher sporadisch auf, da dieser ziemlich überschaubar war in seiner Leistung.

Das Schreibprogramm nutzte ich, um durch etwas Übung und Training fingerfertiger im Umgang mit der Tastatur zu werden. Mit Paint wusste ich nichts anzufangen, es gab noch keine Bilddateien auf diesem Computer.

Später, als ich um die 24 Jahre alt war, erwachte mein Interesse an der Arbeit mit dem Computer erneut, denn ich setzte ihn für mein Fernstudium ein, tippte meine Arbeiten ein und druckte sie aus.

Wir verfügten damals über einen sogenannten ISDN-Anschluss, der uns den ersten Zugang zum Internet ermöglichte.
Das ließ mich erahnen, wie wertvoll und praktisch so ein Rechner sein kann, erst recht dann, wenn man durch diesen nach Informationen im Internet suchen kann.

Der vorhandene Computer verfügte nicht über nennenswerte

technischen Voraussetzungen und war zusammengewürfelt aus Komponenten unterschiedlicher Herkunft.

Auch hier zeigte sich schnell, wie begrenzt der Speicherplatz des Gerätes war.
Kleine Festplatte, viele Daten, kein Platz mehr für weitere Daten.

Ich kannte damals niemanden, der sich mit Computern wirklich auskannte, also klickte ich mich durch das System und befragte Google dazu, wie ich an mehr Speicherplatz kommen könnte.

Die Antwort war logisch, ich konnte eine Datenträgerbereinigung durchführen, überflüssige Software löschen und deinstallieren und durch Defragmentieren den Inhalt der Festplatte aufräumen und mit etwas Glück ein paar Megabites an Platz schaffen.

Klang alles ganz einfach, also begann ich, sämtliche Ordner nach Daten zu durchstöbern, die gelöscht werden konnten. Platz gewann ich dadurch natürlich kaum, also warf ich einen Blick auf die Systemsteuerung und die darin ersichtliche Software.
Wozu die Programme alle gut waren, davon hatte ich noch keinen Schimmer, also nutzte ich zuerst die Funktion Datenträgerbereinigung.

Das System meldete wiederholt, dass der Vorgang abgebrochen werden müsste, da zu wenig Speicherplatz zur Verfügung stand. Was nun?
Zurück zur Übersicht über installierte Software und hoffen, dass ich nichts deinstalliere, was das System lahmlegen würde.

Um mir ein bisschen Sicherheit zu verschaffen, rief ich einen guten Freund an, der mir jedoch dringend davon abriet, Programme zu löschen, die ich nicht kannte. Er hatte gut Reden, denn ich kannte ja nicht ein einziges davon.

Nach dem Anruf handelte ich nun auf eigene Faust und deinstallierte die erste Software, die mit den größten Platz einzunehmen schien.
 Dass es sich bei dieser um Virenschutz handelte, las ich erst später im Internet.
Ich nahm nun in Kauf, mich ungeschützt im Netz zu bewegen und deinstallierte fleißig weiter.

Nachdem ich eine Handvoll Programme vom Computer entfernt hatte, stand ein bisschen mehr Platz zur Verfügung, was immerhin die Datenträgerbereinigung ermöglichte.
Strike!

Nun veranlasste ich noch die Defragmentierung des Laufwerks und ließ den Rechner mal machen, denn ich musste zur Arbeit.

Als ich später nach Hause kam, war der Rechner immer noch

am arbeiten und schien nicht vorwärts zu kommen. Also
Startete den Rechner neu – der sich nach dem runter fahren
nicht mehr hoch fahren ließ.

Da ging nichts mehr!
Ich rief erneut den Freund an und berichtete ihm, was sich
ereignete.
Der schimpfte mit mir, er hätte mir doch vorhin erst gesagt,
ich solle die Finger von Dingen lassen, von denen ich keine
Ahnung hatte.
Was sollte ich sagen, er hatte ja recht!

Etwa zwei Jahre später verfügte ich über viel mehr Wissen
rund um den Computer und bewegte mich inzwischen viel
häufiger im Internet.
Ich lebte wieder ohne Partner und besaß einen deutlich besser
beschaffenen Computer, der technisch viel mehr zu bieten
hatte als die „Krücke von damals".

Ich fand immer mehr Gefallen am chatten und verbrachte viel
Zeit damit, mich mit Menschen auszutauschen oder diese
einfach nur virtuell kennenzulernen.
Mich faszinierte unter anderem die Leichtigkeit, mit der man
schnell an viel Musikdateien kommen konnte, man brauchte
hierfür nur Freunde, die einem die zuschickten.

Weitere Jahre später legte ich noch mehr wert auf Leistung
und Festplattenkapazität bei einem Computer.

Ich rüstete auf und konnte mit sämtlichen technischen Details umgehen.

Noch kannte ich mich jedoch nicht besonders gut aus, was mein System anging und so ergab sich der ein oder andere Zusammenbruch, für den ich mir wieder Hilfe bei solchen erbat, die sich gut damit auskannten, wie sie sagten.

Hinterher ist man immer schlauer, das galt auch für mich. Jeder, den ich irgendwie um Hilfe bat, kam mir auch zur Hilfe und bemühte sich sehr, Fehler zu beseitigen.

Irgendwelche Mängel bestanden jedoch anschließend immer noch, wobei die Helfer selbst sich oft keinen Rat mehr wussten.

Ein Fachhandel half endgültig und dort riet man mir, lieber keine Laien an meinen Rechner zu lassen.
Reparaturen wären nicht allzu teuer, man solle lieber in Fachleute investieren, wenn man auf der sicheren Seite sein wollte.

Das nahm ich mir künftig zu Herzen, mochte aber dennoch nicht unbedingt Geld bezahlen in akuten Notfällen.
Stattdessen beschäftigte ich mich intensiv mit der Materie und informierte mich vor jedem Schritt, den ich unternahm, sehr ausgiebig und intensiv.

Dann versuchte ich mich daran, Fehler selbst zu beseitigen, Viren oder Trojaner zu entfernen, Systeme neu zu installieren, Systeme von Dateileichen zu befreien und und und.

Auch heute noch führe ich die Wartung meiner Rechner selbst durch und beziehe zunächst keinen Fachmann mit ein, wenn es nicht unbedingt notwendig ist. Damit bin ich seit Jahren gut bedient und finde für jedes Problem ziemlich rasch die passende Lösung.

Wäre alles nur so einfach und logisch, wie Technik....

Vom „Filme fahren"...

Eine große Leidenschaft von mir sind gute Filme.
Je anspruchsvoller, psychotischer, spannender, umso besser.
Ich überlege mir kurz, welche Art Film die passende für meine aktuellen Ansprüche sein dürfte.
Dann suche ich zunächst im Internet nach entsprechendem Material.

Die Suchmaschine zeigt zahlreiche Links auf von Seiten, in denen Filme in meiner favorisierten Kategorie empfohlen werden.
Ich suche mir den Film aus, dessen Beschreibung meinen Vorstellungen am ehesten gerecht wird. Jetzt brauche ich nur noch gezielt nach dem Filmtitel zu suchen und mit ein bisschen Glück kann man diesen dann online anschauen (auf völlig legale Weise!).

Ein guter Spielfilm sollte mir das „abtauchen" in verschiedene Welten ermöglichen.

Meine Interessengebiete, was (Kino-)Filme angeht, mag sicherlich auf einige meiner Mitmenschen verwirrend und sogar erschreckend wirken, ich selbst halte so manche Drehbücher für völlig „krank" oder „gestört", was mich dann trotzdem oder jetzt erst recht förmlich dazu drängt, mir den Film anzuschauen.

Die Vorliebe für psychisch schockierende Filme ist vielleicht keine alltägliche oder gängige, aber ist sie deshalb denn so unnatürlich?
Ich bin überhaupt nicht interessiert an Gewaltdarstellungen und viel Blut. Auf pornografische Inhalte kann ich genauso gut verzichten.
Ein interessanter Film muss mich nicht in erster Linie auf visuelle Weise ansprechen, ich kann sehr gut auf solche Effekte verzichten.

Die Geschichte muss gut sein, möglichst realitätsnah, bestenfalls einzigartig. Banale Handlungen, die schon im Übermaß verfilmt wurden und schon wieder gewöhnlich sind, sehe ich mir gar nicht erst an.

Wenn aber schon die Handlung eines Filmes beim überfliegen einer Inhaltsangabe mein Interesse weckt und ich den Eindruck habe, mich könnte die Auswahl fesseln, bin ich sogar bereit, mir die entsprechende DVD zu besorgen, die dann auch ihren Preis haben darf.

Mich fesseln z.B. Verfilmungen über Psychopathen, deren tiefste Abgründe möglichst überzeugend und authentisch inszeniert werden.
Wie tief liegen die tiefsten Abgründe der menschlichen Psyche? Wie dürfen wir uns das vorstellen?

Grauenvoll, würde ich sagen.

Abstrakte, perverse, bizarre Fantasien verbergen sich im Inneren unseres Bewusstseins, in jedem von uns.
Klingt das zu provokant? Anmaßend?

Womöglich kann ich mich glücklich schätzen, dass sich meine Gedanken still und leise in meinem Kopf abspielen.
Würden sich diese lautstark äußern, wäre ich schon längst als gestörte Psychopathin verschrien

Nein, im Ernst, ich bin überzeugt davon, dass in den dunkelsten Ecken unserer Seele Vorstellungen schlummern, die dort im Verborgenen wohl am besten aufgehoben sind. Wären uns diese Vorstellungen nämlich alle bewusst, würden wir wahrscheinlich vor Angst am liebsten vor uns selbst wegrennen wollen.

Entscheidend ist wohl, ob diese versteckten Vorstellungen oder Gedanken dort unten bleiben oder drohen, nach oben in unser Bewusstsein vorzudringen.

Nicht umsonst sprechen wir hier und da vom „**Tier in mir**" und animalischen Zügen oder von der „**Bestie Mensch**"!

Unser Verstand verhindert im Normalfall das ausbrechen dieser dunklen Triebe in uns.

Der Mensch wird in eine Welt hineingeboren, die ihm suggeriert, er solle seinen nächsten lieben und achten. Gewalt werten wir als negativ und exzessive Handlungen können dazu führen, dass wir dabei unseren Verstand verlieren.
Deshalb werden wir dazu angehalten, uns nicht von Trieben jeglicher Art leiten zu lassen. Was auch immer man macht, man darf die Kontrolle darüber nicht verlieren.

Überschreiten wir hier die Grenzen und geben uns der Lust am Trieb hin, müssen wir damit rechnen, dass die „Bestie" in uns wach wird. Einmal freigelassen bekommen wir sie nicht ohne weiteres einfach wieder eingesperrt. Klingt beängstigend, oder?

Aber wie sonst sollte man sich manche Perversion erklären, die einen Menschen „wie von Sinnen" erscheinen lassen? Wieso sollten wir sonst zu etwas fähig sein, was wir meinen, gar nicht zu kennen?

Natürlich ist nicht jeder von uns ein potenzieller Geisteskranker, der droht, jeden Moment auszubrechen. Ich gehe davon aus, dass wirklich grauenvolle Erlebnisse uns extrem traumatisieren müssten, um uns soweit zu bringen, dass wir alle Moralvorstellungen mit einem Satz von uns werfen und dem Trieb freien Lauf lassen.

Jede noch so skurrile Neigung hat irgendwo tief in uns ihren recht harmlosen Ursprung. Es bedarf schon massive Erlebnisse, die uns unerträglichen Schmerz erfahren ließen, damit aus dem winzigen Ursprung eine krankhafte Neigung hervorgeht, die uns ein „normales" Leben nicht mehr erlaubt.
Je häufiger man Schmerzen erleidet, umso eher stumpft man ab?

Traumatische Erlebnisse kann unsere Psyche nur in bestimmtem Maße verkraften. Alles, was über dieses Maß hinausgeht, versuchen wir, durch „Verdrängung" von uns weg zu bewegen. Kehren verdrängte Traumata aus irgendeinem Grund zurück in unser Bewusstsein, könnte dies die Entstehung gewisser „Ticks" bedeuten.

Damit sind Zwangshandlungen gemeint, die man unbewusst

144

ausübt. Kontrollzwang könnte die Folge dessen sein, dass der Patient in seiner Vergangenheit etwas traumatisches erlebte, was durch vorherige Kontrolle hätte verhindert werden können.

Aus Angst, ihm könnte etwas ähnliches erneut passieren, entwickelt er unbemerkt seinen Kontrollzwang und legt sich nicht ins Bett, bevor er nicht mindestens 35 mal kontrolliert hat, ob Fenster und Türen fest verschlossen sind.

Zwangshandlungen (auch Neurosen genannt) können im schlimmsten Fall so sehr ausarten, dass ihm ein normales Leben unmöglich ist und er durch Medikamente und ständiger Aufsicht daran gehindert werden muss, dass er sich selbst gefährdet.

Nicht jede Neurose stellt eine ernsthafte Gefahr für den Patienten dar.

Häufig werden Neurosen zwar als störend empfunden oder belasten den Menschen durch massive Einschränkungen im Alltag, das jedoch macht sie nicht zwingend zur ernsten Gefahr.
Neurosen könne in der Regel sehr gut behandelt und therapiert werden.

Etliche Neurotiker verfügen ihr ganzes Leben lang über ihren Zwang und sehen keine Notwendigkeit in einer Therapie.
Das ist häufig der Fall, wenn die Neurose nicht allzu stark ausgeprägt ist und man gesellschaftlich nicht in nennenswerte Schwierigkeiten durch sie gerät.

Eine Neurose könnte eine mögliche Ursache für Neigungen sein, die sich aus den verborgensten Ecken unseres Inneren ihren Weg nach oben bahnen.
Allerdings müsste die Entstehung derer durch wirklich

gravierende Erlebnisse begünstigt werden, mit der die Psyche nicht mehr fertig wurde.
Soviel dazu.

Eines möchte ich noch anmerken, was erneut einige Fragen in mir aufwirft:

Der Mensch ist zu Grausamkeiten fähig wie kein anderes Tier auf der Erde!

Welchen Ursprungs sind Neigungen, die in unserer Vorstellung als abartig oder sogar „krank" beschimpft werden?

Wie entstehen Obsessionen, von denen wir aus Scham nicht einmal wagen würden, diese im Zusammenhang mit uns selbst auch nur auszusprechen?

Was treibt einen Menschen immer tiefer in seine Abgründe und wann verliert er überhaupt die Kontrolle über seine Zwangshandlungen?

Rechtfertigen traumatische Ereignisse in der Vergangenheit das heutige Ausleben perverser Fantasien oder sollten nicht gerade diejenigen mit schrecklichen Erfahrungen ihre Mitmenschen vor selbigen schützen?

Wird ein ehemals misshandelter Mensch irgendwann zwangsläufig zum Täter, indem er gleiches Leid an andere weitergeben will / muss?

Wie sinnvoll sind überhaupt entsprechende Therapien, um tiefgreifendere Störungen unserer Psyche zu behandeln?

Kann ein Patient mit ekelerregender Obsession durch therapeutische Maßnahmen tatsächlich lernen, ohne das Objekt seiner Begierde auszukommen?

Wie hoch sind die Rückfall-Risiken?

Wie gut werden signifikante Neigungen durch unser Umfeld akzeptiert?

Hat das Umfeld eines psychisch schwerkranken je etwas von dessen Entstehung mitbekommen?

Was oder wie viel wird von der Entwicklung unserer Psyche überhaupt durch unsere nächsten Mitmenschen wahrgenommen und als Störung bemerkt?

Wie lange können Eltern die Augen davor verschließen, wenn das eigene Kind sich geistig auf Abwegen befindet?

Film & Realität

Eine der wohl populärsten Verfilmungen über die Grausame Obsession eines Psychopathen dürfte die Trilogie eines Kannibalen sein, der inhaftiert ist (lebenslänglich) und mithilfe seines genialen Wesens zur Aufklärung einiger Morde beitragen sollte...

Die Geschichte wurde vom Autor frei erfunden und beruht nicht auf wahren Begebenheiten; Ähnlichkeiten zu realen Fällen bestehen möglicherweise und sind rein zufällig.

Hier sei noch erwähnt, dass es selbstverständlich auch reale, grausame Begebenheiten unter uns ereignen, unabhängig dessen, was sich die Filmemacher an Handlungen ausdenken mögen.

Der besagte Psychopath, der die Hauptrolle der Filmreihe einnimmt, ist laut Drehbuch einer der besten Psychiater, der sich auf Serienmörder etc. spezialisierte.
Da dieser berufsbedingt wie auch als Täter selbst über unglaublich viel Menschenkenntnisse verfügt, vermag er, die derzeit gesuchten Mörder sehr gut zu kennen und deren Vorgehensweisen vorherzusagen.

Der Arzt macht auf den Zuschauer einen sehr gebildeten Eindruck mit ebenso guten Umgangsformen. Er legt auf Etikette größten Wert und wahrt sich selbst in seiner Zelle (in einem Hochsicherheits-Trakt) ein gewisses Niveau.

Man möchte beinahe vermuten, dass er einst das Fleisch seiner menschlichen Opfer genauso mit Messer und Gabel zu verspeisen pflegte, wie er es beim täglichen Mittagessen seines Gefängnisses schließlich auch tat.

Diese Vermutung schwindet mit dem nächsten Einspieler, in dem der Zuschauer gut erkennen kann, wie der Arzt einem seiner Opfer die Nase mit den eigenen Zähnen aus dessen Gesicht heraus riss / biss...

Die Art und Weise, wie er die Psyche des Agenten einsehen möchte, wirkt bedrückend und beängstigend. Kleinste Hinweise scheinen auszureichen, um dem anerkannten Psychiater tiefe Einblicke in das Leben eines Menschen zu gewähren, den er lediglich ein paar mal zu Besuch empfangen durfte.

Abgesehen von schauspielerischen Leistungen beeindruckte mich die Geschichte selbst in hohem Maße.
Noch während des Films offenbaren sich mir weitere Fragen,

die sich entweder im weiteren Verlauf noch beantworten sollen oder am Ende des Films aufkommen können.

Die Fragen, die ich mir im Inneren während des Filmes stelle, hindern mich nicht daran, diesen bis zum Ende konzentriert, aufmerksam und mit Spannung weiterzuverfolgen.
Je nachdem, wie hoch der Faktor Spannung für mich ist, recherchiere ich nebenbei, um meine Neugierde zu befriedigen, noch während der Film läuft.

Es gibt schließlich Fragen, deren Antworten nun mal nicht warten können, jedenfalls kann ich nicht warten und möchte betreffendes sofort in Erfahrung bringen.
Neben den üblichen Fragen, die sich hauptsächlich um die Zusammenhänge der beiden angrenzend verfilmten „Fortsetzungen" drehen, quält mich die Frage:

Wie kommt man als Mensch dazu, seinesgleichen verspeisen zu wollen?

Birgt die Vorliebe für Menschenfleisch spirituelle Gründe; gilt das Einverleiben des Fleisches einem Rache-Durst?

Soll das „Aufessen" eines Menschen womöglich für ein symbolisches Ende / Aus für das Opfer darstellen?

Beim Eingeben diverser Begriffe rund um den Kannibalismus in die Suchmaschine erhielt ich unzählige Beiträge, die weitere Fragen aufwarfen oder mehr Information bedeuteten, als ich vorher beabsichtigt hatte.

Unzählige Berichte gingen durch die Medien und verbreiteten schicksalhafte Unfälle, durch welche die beteiligten Menschen irgendwo festsaßen, meist über einen langen Zeitraum.

Nach einem Flugzeugabsturz in Schnee und Eis mussten sich

die Überlebenden ihre verbliebenen Essensvorräte gut einteilen, um nicht zu verhungern.

Da alle Vorräte sich irgendwann dem Ende neigen, wurden die Menschen abseits jeglicher Zivilisation derart von ihrem Hunger und dem Willen, zu überleben, dazu getrieben, einen der am Unfallort verstorbenen Mitreisenden zu verspeisen.

In dieser extremen Situation schien kaum jemand sich mit der Gewissensfrage „Menschenfleisch zu essen" auseinanderzusetzen, sie berichteten im Nachhinein darüber, das Fleisch habe nach Hühnchen geschmeckt.

Von solchen und ähnlichen Ereignissen im Zusammenhang mit Kannibalismus berichteten die Medien schon immer gern mit der nötigen Dramatik, um Artikel und Berichte dieser Art besonders reißerisch auf uns wirken zu lassen.

Es liegt wohl in meiner Natur, ein solches Ereignis genauer zu hinterfragen, um die gemachten Erfahrungen auch für mich nachvollziehbar erscheinen zu lassen.

Wenn ich mir nun die eisige Kälte nach einem Absturz im Himalaya vorstelle, einsam und abgelegen ohne die geringsten Aussichten auf Rettung, erscheint mir soweit auch logisch, dass den Überlebenden schon bald eine Hungersnot drohen dürfte.

Da Eis ein sehr geeignetes Konservierungsmittel ist, sind die Todesopfer demnach noch lange nach dem Absturz „frisch" und somit zum Verzehr geeignet.

Getrieben von einem starken Überlebenswillen und zitternd von Kälte stoßen die inzwischen verzweifelten Menschen auf die vorhandene „Tiefkühlkost" und verzehren diese, um nicht zu verhungern.

Die Umstände lassen wahrscheinlich das Nachdenken über Moral und Ethik gar nicht erst zu, womit einem der Zwiespalt der Situation also erspart bliebe.

Soweit, so gut!
Hier kann ich die Beweggründe wirklich gut nachvollziehen.

Dem Kannibalismus verfallen jedoch kaum Überlebende einer wie oben geschilderten Katastrophe, den meisten der bekannten Fälle liegen ganz andere Ursachen zugrunde.

Ich stieß überwiegend auf Erzählungen und Berichte über Menschen, die sich mit dem Verspeisen eines anderen sexuelle Befriedigung verschaffen, ja sogar von inniger Liebe war die Rede.

Um den anderen auch in sich tragen zu können, verleibt man sich bestimmte Körperteile des Opfers ein...

So absurd das nun klingen mag, aber auch das ist für mich noch irgendwie nachvollziehbar, wenn auch nur schwer.

Wenn Liebe zu Besessenheit führt und sich zwei Liebende in ekstatischen Wahnsinn hochschaukeln, bekommt die Aussage „man hat jemanden zum Fressen gern" eine ganz neue, wahnsinnige Bedeutung.

Religiöse Hintergründe sind für mein Verständnis zu abstrakt, diese kann ich durch ihren Fanatismus schon nicht viel Verständnis entgegenbringen.
Religion mag sehr bedeutungsvoll für den Menschen sein...

Wenn der Glaube jedoch zu Handlungen aufruft, die mit einem halbwegs gesunden Menschenverstand absolut nicht mehr vertretbar sind, kann der „Gläubige" unmöglich noch dazu fähig sein, seinen Verstand zu kontrollieren.

Der sadomasochistische Aspekt eines Kannibalen, der sein Opfer vorwiegend vor Schmerzen leiden sehen will und mit dem Verzehr seiner Körperteile mehr schockierend, denn als überzeugter Menschenfresser Eindruck schinden will, dürfte wohl die grausamste Erklärung für sein Handeln sein.

In welchen Schritten sich eine Obsession nun entwickelt, kann ich selbst nicht genau beurteilen.

Wenn tief in uns allen seelische Abgründe beheimatet sind, wie weit sind wir dann vom Ausbruch oder der Entstehung einer krankhaften Neigung entfernt und würden wir sie erkennen?

Wo beginnt die Lust am Menschenfleisch? Wodurch wird der Lust nachgegeben, was löst den ersten Verzehr tatsächlich aus?

In einer weiteren Verfilmung wurde nun die Idee einer Vorgeschichte des besagten Psychiaters erzählt, selbstverständlich frei erfunden.

Der Arzt wird hier als kleiner Junge gezeigt, der ursprünglich eine schöne Kindheit durch seine Eltern erfuhr, zusammen mit seiner kleinen Schwester.

Als jedoch der erste Weltkrieg in vollem Gange war und er miterleben musste, wie beide Eltern nacheinander von sadistischen Soldaten getötet wurden, war er gezwungen, allein mit seiner Schwester zu überleben und sich in Sicherheit zu bringen.

Einige Soldaten besetzten deren Elternhaus und machten sich

über die Vorräte her, sodass schon bald nichts mehr zu Essen zu finden war.
Also beschlossen die Männer spontan, das kleine Mädchen zu töten, um sich von ihrem Fleisch zu ernähren. Auch dies musste sich der traumatisierte Junge mitansehen.

Als Vorgeschichte und möglichen Ursprung für die Entstehung einer solch krankhaften Neigung würde ich die Ereignisse zur Erklärung gelten lassen.

Als ich durch Zufall auf eine weitere Verfilmung stieß, dessen Handlung ich im Vorfeld nur kurz angedeutet eingelesen hatte, geriet ich ungewollt an meine Grenzen, was die Vorstellung anging.

Ich nahm zunächst an, der Film handele von einer jungen Frau, die durch eine Art Zwangshandlung nicht von ihren bereits bestehenden Verletzungen ablassen könne und sich ihre Wunden immer wieder erneut aufriss.
Als Handlung eines Filmes schien mir auch der Fall schon schockierend genug.
Im Verlauf des Dramas zeigte sich jedoch, wie schnell die Frau in einen Wahn geriet, ihre Wunden nicht nur aufzufrischen, sondern eigene Stücke des Gewebes, der Haut, ihr Blut zu verzehren, wofür sie sich viel Zeit nahm.

Sie lag dann meistens auf dem Boden und verrenkte sich, um an die jeweiligen Stellen des Körpers mit ihrem Kopf heranzukommen, da sie ihr Blut förmlich trank, wie aus einem Gefäß.

Auto-Kannibalismus wäre hier die Bezeichnung dieser Obsession.

Am Ende des Films saß ich recht verstört da und musste vor dem Schlafen-gehen noch eine Zigarette rauchen.

Mir war nie bewusst, dass ein Mensch sogar so weit gehen würde und sich selbst verzehren könnte.

Die Bilder verursachten bereits leichte Übelkeit und Entsetzen bei mir, denn ich hinterfrage ja sämtliche Kleinigkeiten, die mir auffielen.
Daher drängte sich mir schon während der ersten ekelerregend inszenierten Bildern die Frage, wie denn ihr wundes Fleisch geschmacklich in Erscheinung trat bzw. treten würde.

War der jungen Frau in ihrem Wahn überhaupt noch der Geschmackssinn gegenwärtig, oder würde der Teil der Sinne schlicht durch die Lust am Fleisch übermalt werden?

Automatisch erinnerte ich mich an Situationen, in denen mir beispielsweise mein Finger blutete. Insbesondere dann, wenn ich mich beim Zubereiten des Essens geschnitten hatte, steckte ich den blutenden Finger spontan und reflexartig in den Mund, um die „Wunde zu säubern".

Diesen Reflex hatte ich bereits als Kind, so wie viele (womöglich alle) Kinder um mich herum auch. Irgendwann hatte ich wohl die Aussage aufgeschnappt, Speichel sei zur ersten Wundversorgung durchaus hilfreich, um die Wunde zu säubern (antibakteriell) und um sie gleichzeitig schneller zu verschließen.

Wie mein Blut schmeckt, wusste ich also schon als Kind, wobei ich nie Gefallen daran finden konnte. Ein oder zwei Tropfen weckten noch keinen Geschmack, ein einziger Tropfen mehr brachte mich hingegen radikal an meine Ekelgrenze, weshalb ich das eigene Blut eher ausspuckte, als es hinunter zu schlucken.

Wo wir nun schon beim Thema Kindheit sind, fällt mir ein, dass ich recht ungeduldig in Sachen Wundheilung war. Ich gehörte zu denen, die die Krusten von Schürfwunden (am Knie) zu voreilig versuchten, zu entfernen. Gesundes Gewebe war bis zu dem Zeitpunkt noch nicht ausreichend nachgewachsen, weshalb die Wunde danach meist schlimmer aussah, als zu Beginn.

Das wusste ich und mühte mich auch in den folgenden Jahren immer damit ab, Verkrustungen möglichst bald zu entfernen. Paradox, aber wahr.

Warum ich mir das antat, weiß ich selbst nicht genau.
Die Natur sieht vor, dass Verkrustungen sich dann von allein lösen, wenn die Wunde richtig ausgeheilt ist, wenn sich genügend gesundes Gewebe unter der Verkrustung gebildet hat.
Den Moment, wo sich die alte Verkrustung endlich lösen würde, konnte ich als Kind nie abwarten, obwohl ich gleichzeitig frustriert darüber war, dass ich mit meiner Handlung mutwillig eine bleibende Narbe riskierte.

Ich würde nicht so weit gehen, dass dieses Vorgehen schon eine Art Vorstufe für krankhaften Kannibalismus sein könnte. Dafür bestand einfach kein Interesse am Fleisch, sondern schlicht der Wille, die Verkrustung zu beseitigen.

Kannibalismus ist nur eine Form der Paraphilie, die immer häufiger in Filmen oder Büchern thematisiert wird.
Deshalb stieß ich bei der Suche nach einem interessanten wie schockierenden Film wohl auch als erstes darauf.

Andere Formen der Paraphilie lernte ich jedoch auch sehr schnell kennen, denn ich recherchiere ungewöhnlich lange und finde manchmal kein Ende.
Vorlieben, Neigungen, Paraphilien, die noch bizarrer scheinen, als die Tatsache, sich von Menschenfleisch zu

ernähren.

Die Mischung aus „interessant" und „schockierend" ergibt bei mir die Faszination bestimmter Dinge, von denen „normale Menschen" lieber gar nichts wissen wollen.

Gefühle wie Ekel empfinde ich selbstverständlich auch und das nicht zu knapp. Allerdings ist die Grenze dafür recht hoch gesetzt, was wahrscheinlich auf mein Interesse zurückzuführen ist.

Die **Paraphilien** *(griechisch παραφιλία, von pará, „abseits", „neben", und philía, „Freundschaft", „Liebe") sind eine Gruppe, die sich als ausgeprägte und wiederkehrende, von der empirischen „Norm" abweichende, sexuell erregende Fantasien, dranghafte sexuelle Bedürfnisse oder Verhaltensweisen äußern, die sich auf unbelebte Objekte, Schmerz, Demütigung oder nicht einverständnisfähige Personen wie Kinder beziehen und in klinisch bedeutsamer Weise Leiden oder Beeinträchtigung bei der betroffenen Person oder ihren Opfern hervorrufen.*

Fetischismus   Exhibitionismus   Voyeurismus

Pädophilie   Sadomasochismus   Frotteurismus

Zoophilie   Nekrophilie

Warum mich das alles interessiert, kann ich nicht genau begründen, wozu auch?

Ich finde Psychiatrie sehr interessant, an der Entstehung und Ursprung geistig schwerwiegender Störungen, gravierende

156

Verhaltensstörungen usw.

Mich fasziniert die Eigendynamik, die dem Betroffenen jegliche Selbstkontrolle raubt und ihn zum bedingungslosen Sklaven seiner tiefsten Abgründe macht.

Besonders beeindruckt bin ich von Menschen, die unaufhörlich gegen ihre Störungen, Neigungen, Neurosen etc. vorgehen und scheinbar nie müde werden, sich diesen zu stellen und zu kämpfen.

Vor allem aber interessiert mich, welche Therapie-Ansätze zukünftig noch gefunden werden, mit denen man solche massiven Störungen behandeln könnte.
Umso ärgerlicher ist es, dass ich aus einem Fernstudium, welches ich vor langer Zeit begonnen habe, nicht beendet habe, worauf ich ganz sicher etwas hätte aufbauen können!

Wie müsste eine erfolgversprechende Therapie zur Behandlung krankhafter Neigungen beschaffen sein?

Wie wäre sie aufgebaut und wie groß wäre die Chance auf vollständige Genesung?
Wie hoch sind die Risiken von Rückfällen einzustufen?

Kann eine Therapie das kranke „Ich" eines Menschen durch ein gesundes ersetzen?

Soviel zum Rasen meiner Gedanken und wie diese sich in meinem Kopf festigen können.

Filme sind selbstverständlich nicht das einzige, womit ich mich gedanklich derart ausführlich und komplex beschäftige.
Daneben gibt es noch viele weitere Bereiche meines Daseins, die mich gedanklich nicht loslassen.

Symptome einer BPS

Kleiner Auszug zur Erklärung einer bipolaren Störung:

Was ist eine Bipolare Störung?

(Gesundheitsinformationen können das Gespräch mit einem Psychotherapeuten oder Arzt immer nur unterstützen, aber niemals ersetzen!)

Bipolare Störungen oder manisch-depressive Erkrankungen zeichnen sich durch **ausgeprägte Schwankungen im Antrieb, im Denken und in der Stimmungslage** einer Person aus.

So durchleben Menschen mit Bipolaren Störungen depressive Phasen und Phasen **euphorischer** oder **ungewöhnlich gereizter** Stimmung.

Letztere gehen mit einem **deutlich gesteigerten Antrieb** einher.

Sind diese Phasen schwach ausgeprägt, spricht man von hypomanen, in voller Ausprägung von manischen Episoden.

Bei schweren Manien kommen Symptome (Krankheitszeichen) einer Psychose hinzu, zum Beispiel **Größenwahn** oder **Verfolgungswahn**.

Bei einer hypomanen Episode kommt es an etwa vier aufeinander folgenden Tagen zu einer *ungewöhnlich gehobenen oder gereizten Stimmung.*

Mindestens drei der folgenden Merkmale liegen außerdem vor:
gesteigerte Aktivität, Unruhe, Gesprächigkeit, Konzentrationsschwierigkeiten, vermindertes Schlafbedürfnis, Steigerung der Libido (Liebeslust), leichtsinniges Verhalten, gesteigerte Geselligkeit.

Zeitweise können auch *Kreativität und Leistungsvermögen* deutlich *über dem normalem Level* liegen.
Die Symptome sind nicht so stark ausgeprägt, dass es zu sozialen Konsequenzen wie Arbeitsplatzverlust oder Ausgrenzung kommt.

Bei einer manischen Episode ist die Stimmung für mindestens eine Woche *ungewöhnlich gehoben* oder auch *gereizt* und die Symptome stellen eine <u>schwere Beeinträchtigung der Lebensführung</u> dar.

Zunächst kann eine manische Phase aber auch eine *gesteigerte Leistungsfähigkeit* mit sich bringen.

Es müssen mindestens drei der folgenden Merkmale vorliegen:
gesteigerte Aktivität, Ruhelosigkeit, Rededrang, Ideenflucht (ständiges schnelles Reden mit abrupten Sprüngen von Thema zu Thema), *das Gefühl, dass die Gedanken rasen, Verlust sozialer Hemmungen, vermindertes Schlafbedürfnis, überhöhte*

Selbsteinschätzung, Ablenkbarkeit, ständiger Wechsel von Aktivitäten, tollkühnes oder rücksichtsloses Verhalten, gesteigerte Libido.

Quelle: www.psychenet.de

Symptome und Eigenschaften

Gesteigerte Aktivität

Grundsätzlich lässt sich alles steigern, womit ich mich beschäftige - das eine mehr, das andere weniger.. Einigen favorisierten Aktivitäten, könnte ich regelrecht verfallen.

Der Haushalt in einem baufälligen Haus ist nicht gerade mein bester Freund, weshalb er schon mal kein Favorit ist. Ich erledige meine Pflichten, selten aber in gesteigertem Maße und eigentlich auch kaum regelmäßig. Ich achte beständig darauf, dass es im Großen und Ganzen sauber und bewohnbar hier ist.

Hypoman oder nicht - ich bin immer ganz froh, wenn ich meine Aufgaben als erledigt abhaken kann. In Phasen der gesteigerten Aktivität kann ich einige Aufgaben jedoch gründlicher, schneller und gewissenhafter erledigen, als sonst.

Kreative Arbeiten sind mir grundsätzlich die liebsten, malen, gestalten, modellieren und sonstige Fertigkeiten von Werken zählen zu meinen liebsten Beschäftigungen.

Hypomane Phasen können bei mir dazu führen, dass ich mich mit einer einzigen Tätigkeit bis zu 8 Stunden oder länger beschäftige!
In dem Ausmaß erlaube ich mir das jedoch vorzugsweise also an den Wochenenden oder auch in den Ferien.

Den Verpflichtungen meiner Familie gegenüber komme ich in hypomanen Phasen zwischendurch nach, ich bereite dann das Essen für Mann und Kind so schnell wie möglich zu, um mich schnell wieder an die ursprüngliche Beschäftigung begeben zu können.

Manchmal wird nicht großartig gekocht, sondern eher etwas aufgewärmt oder in den Ofen geschoben, um mehr Zeit mit anderen Dingen verbringen zu können. Allerdings richte ich mich heute schon nach zuvor getroffene Absprachen.
Das Bewusstwerden meiner Verpflichtungen hat sich mit der Zeit erst entwickelt.

Zuerst aber musste ich mir schon öfter mal anhören, dass ich mir beim kochen ruhig ein bisschen mehr Mühe geben könnte oder früher mal viel leckerer gekocht hätte usw. Das bewegte mich dann dazu, eine ausgewogenere Situation für die Familie sowie auch für mich zu schaffen.

Diese sollte dazu führen, dass beide Seiten zufriedengestellt werden; die eine bekommt regelmäßig liebevoll zubereitetes Essen zum Mittag und die andere Seite darf sich ebenso regelmäßig auch länger als „normal" ihrer Passion hingeben. So konnte ein guter Kompromiss entstehen, der beiden Seiten zugute kommt.

Manche lästigen Unterbrechungen nehme ich nur zähneknirschend hin, erkenne jedoch die Notwendigkeit darin.

Meine Familie hat sich inzwischen daran gewöhnt, dass ich an manchen Tagen übermäßig viel Zeit „für mich" beanspruche. Weder Mann noch Kind empfindet manche der Beschäftigungen immer als sinnvoll, umso besser arrangieren sie sich dennoch mit mir und nehmen hin, was ich tue.

Mittlerweile meine ich, ein gesundes Maß für meine Verhältnisse gefunden zu haben, welches mir erlaubt, mich trotz Verpflichtungen meinen gesteigerten Aktivitäten hingeben zu dürfen, ohne dass jemand oder etwas dabei vernachlässigt wird.

Eindeutig von Vorteil sind gesteigerte Aktivitäten wie laufen (durch den Wald), aufräumen und sortieren. Bewegung schadet dem Körper ohnehin nicht, sondern kommt meinem relativ langsamem Stoffwechsel sehr entgegen und ich lege lange Strecken in immer weniger Zeit zurück.

Beim Aufräumen bricht zwischendurch oft heilloses Durcheinander bis hin zum totalen Chaos aus, doch das beseitige ich trotzdem, wenn auch total unstrukturiert.
Je mehr Chaos ich verbreite, umso mehr Konzentration bedarf die Beseitigung dessen.
Energiegeladen funktioniert das super!

Am Ende habe ich das Chaos besiegen können und darf stolz auf mich sein.

Es lässt jedoch nicht lange der Moment auf sich warten, in welchem ich durch Unachtsamkeit meine Ordnung wieder gefährde bis hin zum totalen Durcheinander...

Unruhe, Ruhelosigkeit

... in meinem Fall auch Ungeduld, Nervosität, Aufregung.
Je nach Situation ist Unruhe eine Qual für mich
(wenn ich deshalb nicht einschlafen kann und am nächsten Morgen früh raus muss!).

Gegen sie kann ich nur bedingt etwas tun und auch nur mit eisernem Willen.

Meditation war schon sehr früh ein Begriff für mich, weshalb ich mich zunehmend intensiver mit ihr auseinandersetzte.

Durch das Meditieren bekomme ich den Kopf gut frei und kann sogar Einschlafprobleme vermindern.

Die Rettung sah ich in Yoga und besuche dafür einen Kurs.
Die Übungen bewirken, dass ich mich quasi erde, zur Ruhe finde , was natürlich umso schwieriger ist, je unruhiger ich bin. Den Zustand der Entspannung konnte ich bisher eigentlich immer erreichen.

Ich würde Yoga jedem empfehlen, der sich nach innerer Ruhe und Tiefenentspannung sehnt.

Entspannung ist das, was durch Meditation und Yoga herbeigeführt werden soll.
Je unruhiger und unentspannter man im Vorfeld ist, umso schwieriger wird es, sich tatsächlich zu entspannen.

Yoga beinhaltet Dehnungsübungen, diese führen zur Stärkung der Muskulatur und verhelfen zu mehr Flexibilität. Im Optimalfall entspanne ich während der Übungen immer mehr, bis ich wirklich in den Zustand der Tiefenentspannung hineingleite.

Zu viel Unruhe in mir erübrigt den ernsthaften Versuch, ein Buch zu lesen.
Das lesen dauert mir dann einfach zu lange oder ist einfach zu mühselig.
Mir fehlt die nötige Geduld, jeden Satz zu lesen um mich zum Ende hin zu arbeiten.

Zudem erfordert manche Situation oder Satz das mehrmalige lesen ein und der selben Passage, wonach ich trotzdem den Inhalt immer noch nicht verstanden habe.

Einen Film anzuschauen fällt mir nicht unbedingt leichter, denn auch der hat seine Story, die von Anfang bis Ende erzählt wird.

Das, was ich für unnötig halte, möchte ich eigentlich nicht mitverfolgen. Ich interessiere mich für das Geschehen um das Wesentliche nicht ausreichend, um jedes Detail dessen zu erfahren.

Wenn ein langatmiger Film dann auch noch durch Werbung unterbrochen wird, vergeht mir die Lust auf das Anschauen erst recht und ich suche nach spannenderen Sendungen, sofern mir keine interessantere Beschäftigung als Alternative zum Fernseher einfällt.

Wenn unaufhörlich meine Aufmerksamkeit kontinuierlich bis zu Ende gefordert wird, weil mich die Geschichte packt, habe ich den richtigen Film für mich gefunden.

Ruhig dasitzen und schauen kann ich grundsätzlich nur im Bett.
Auf einer Couch sitzend brauche ich zumindest etwas, womit ich mich während des Filmes beiläufig beschäftigen kann.

Maniküre, Nagelmodellage, Näharbeiten usw. - damit kann ich Unruhe während eines Filmes noch ganz gut ertragen. Ich brauche die Möglichkeit, meine Blicke abwechselnd auf das richten zu können, was gerade primär meine Aufmerksamkeit erfordert.

Diese Unruhe überträgt sich häufig auf mich umgebende Mitmenschen und macht diese nervös.
So sehr ich das auch bedaure, ändern kann ich daran meist nichts.

Je unruhiger ich also bin, umso eher entziehe ich mich der Gesellschaft Menschen.
Das erkläre ich damit, dass ich eben keine Ruhe für dies oder jenes hätte.

Meist stoße ich dabei auf genügend Verständnis und verschiebe ggf. das gemeinschaftliche Anschauen eines Filmes auf einen späteren Zeitpunkt.

Konzentrationsschwierigkeiten

... ergeben sich aus der Unruhe heraus (in meinem Fall jedenfalls.).

Bin ich zu unruhig, aufgedreht, nervös, aufgeregt, kann ich mich auf kaum etwas wirklich konzentrieren. Ganz im Gegenteil, was ich anfasse, geht ziemlich sicher schief und lässt Frust und Ärger in mir entstehen, als wäre ich zu blöd dafür, unfähig,... - nur, weil mir die Ruhe dafür fehlt!

Grundsätzlich habe ich das Problem mit der Konzentration heute nur noch selten, da ich gelernt habe, damit umzugehen.
Vor einigen Jahren oder auch während der letzten Schuljahre hatte ich hin und wieder große Schwierigkeiten damit, mich auf etwas zu konzentrieren.

Schulfächer, die ich weniger interessant fand, bekam ich überhaupt nicht bewältigt, Konzentration kam keine zustande.
Was ich nicht verstanden hatte, konnte mir kein Mensch der Welt irgendwie nahe bringen, ganz egal, wie sehr man sich darum bemühte.

Als Jugendliche spielte ich Klavier und das sehr gern.
Für mich war das Spielen eine der schönsten Optionen, mich zu entspannen.
Doch wehe dem, wenn man mir kompliziertere Noten eines

Stückes vorsetzte, das ich nicht kannte.

Wutausbrüche waren die Folge.
Ich warf die Noten wütend in die Ecke, haute wahllos in die Tasten und weinte vor Wut.
Darauf folgten Schweißausbrüchen und das Bedürfnis, laut loszuschreien, wild um mich zu schlagen.

Manche Herausforderungen konnte ich nur annehmen, wenn ich Innerlich ruhig genug war um mich konzentrieren zu können.
Habe ich kaum oder gar keine Lust auf etwas, kann von Konzentration erst gar keine Rede sein.

Dann nämlich braucht es ohnehin schon vermehrt an Energie, mich überhaupt zum Tun zu überwinden.
Wenn es sich um etwas absolut wichtiges handelt, wo ich um jeden Preis durch muss, ergibt sich Konzentration mit viel Willen (Führerschein Theorie-Prüfung!).

Eigentlich kann ich von Glück reden, vor lauter Angst nicht zu versagen, auch noch nervös zu werden – denn dann erweist sich jede Bemühung als fruchtlos und die Sache ist von vornherein zum Scheitern verurteilt.

Je mehr Begeisterung ich für etwas aufbringen kann, umso konzentrierter bin ich bei der Sache.
Etwas, was ich liebend gern mache, stellt mir umso mehr die Fähigkeit zur Konzentration sicher.

Gesprächigkeit, Rededrang

Wenn sich nach der Arbeit die Gelegenheit bietet, dass ich meinem Mann über meinem Tag berichte, bin ich manchmal

nicht mehr zu stoppen und erzähle außerdem noch von anderen zusammenhängenden Dingen, sodass ich bis ins endlose weiter plappern könnte.
Eine Eigenschaft, die mir offenbar mit in die Wiege gelegt wurde!

Gesprächig war ich schon immer, was wohl mein Talent für Sprachen erklärt.
Ich verfüge über ein gutes Sprachgefühl und der Fähigkeit, mich stets gewählt ausdrücken zu können.

Meine Gesprächigkeit artet nicht selten aus.
Aus meiner Bereitschaft, mich ein bisschen zu unterhalten wird schnell Redefluss.

Oft passiert mir, dass mein Redefluss sich so sehr steigert, dass ich mich während meiner Erzählung überschlage, weit aushole und dann vergesse, was ich eigentlich sagen wollte. Ich rede und rede in einer Geschwindigkeit, die für mein Gegenüber ziemlich anstrengend sein kann, welcher dann plötzlich unterbricht, da er befürchtet, sonst „tot gequatscht" zu werden.

Ich bin nun mal kein Mensch, der „kurz angebunden" ist, das war ich nie.

Wie alle anderen Symptome, trat auch dieses in den am wenigsten passenden Situationen auf -
Momente, die unglücklicher nicht hätten gewählt werden können.

Der Drang nach endlosem Erzählen konnte und kann mich zu jeder Zeit überkommen, wobei ich ihn heute wesentlich besser steuern kann als früher.

Vor einigen Jahren war ich da viel schlimmer drauf und holte

immer viel zu weit aus.
Mein Redefluss zum ungünstigen Zeitpunkt war / ist eine harte Geduldsprobe für den Zuhörer.

Mir selbst gefiel natürlich auch nicht besonders, dass ich anstrengend für meine Mitmenschen war, ich schämte mich. Ich kam einfach nicht auf den Punkt!
Manchmal kam ich nicht einmal mehr dazu, bis zum wichtigen Teil zu gelangen, weil mein Gegenüber schon längst nicht mehr (interessiert) zuhören konnte und mich durch Zwischenfragen unterbrach.

Damit wurde ich dann so sehr aus dem Konzept gebracht, dass ich unterbrechen musste, weil ich den Faden verloren hatte. Mich so verständlich wie möglich zu erklären wurde zwanghafter, kann auch heute nur mäßig gebremst werden.

Am schlimmsten äußert sich der Drang bei einer Auseinandersetzung.
Wo eigentlich schweigen jetzt angebrachter gewesen wäre, schossen erst recht weitere Bemerkungen und Äußerungen aus mir heraus und drohten die Auseinandersetzung ausarten zu lassen, das hatte sogar handfesten Streit zur Folge.

Im Grunde möchte ich meine Ansichten selten für mich behalten und sie viel lieber verständlich übermitteln.
Vermutlich fühle ich mich unbewusst nie richtig verstanden meinen Gesprächspartnern.

Das Verständnis versuche ich wahrscheinlich durch das ständige Bohren zu erzwingen.
Dass dies jedoch in die Hose gehen muss, daran verschwende ich dann keinen Gedanken und setze mein Mitteilungsbedürfnis gnadenlos fort.

Der Zuhörer sollte durch meiner Detailliertheit das jeweils berichtete nicht nur irgendwie erfahren sondern am liebsten noch erleben!
Mindestens ein drittel, wenn nicht sogar die Hälfte davon wollte man gar nicht so genau wissen.
Das kam mir aber nie in den Sinn.

Ich persönlich würde ja einem Menschen wie mir nie lange zuhören können...

Anscheinend begegnete ich bisher zahlreichen Leuten, die angetan, sogar fasziniert waren und mir gern zuhörten, jedenfalls behaupteten sie das.
Manche hörten stundenlang zu, hakten nach, baten um weitere Erzählungen und ließen mich solange berichten, biss meine Stimmbänder begannen, wehzutun.

Jahrelanges Training führte mich schließlich dahin, mich auf das Wesentliche zu beschränken und möglichst sofort auf den Punkt zu kommen.
Mehr Informationen folgen nur noch bei Bedarf, wenn nötig sind.

Ich übte tatsächlich das reden mit bzw. an mir selbst und versuchte schweigend eine gedankliche Konversation zu führen.
Beim Gedanken an Fragen versuchte ich, so kompakt wie möglich zu antworten.
Inzwischen kann ich ganz gut selektieren und auch mit wenig Worten verständlich auszudrücken.

Oft erlebe ich tatsächlich Momente, in denen „ich mich gerne selbst reden höre, mir selbst gern zuhöre". Wenn dann niemand greifbar ist, der sich mir zur Verfügung stellt, tippe ich eben alles ein und mache daraus einen Brief, eine Geschichte oder ähnliches.

Vermindertes Schlafbedürfnis

Ich finde es überhaupt nicht schlimm, mal nicht viel schlafen zu müssen. Wenn mein Körper nicht viel Schlaf benötigt, dann ist das eben so.
Meine Hormone werden schon das richtige tun und mich auch dann noch „fit" sein lassen, wenn ich wenig oder gar nicht schlafen konnte.

Ich wusste früher nicht, was ich davon halten sollte, so gar keinen Schlaf zu benötigen. Müdigkeit kam gar nicht erst auf, ich blieb die Nacht über wach, brachte diese irgendwie hinter mich und nutzte sie irgendwann dazu, alltäglichen Tätigkeiten nachzugehen, die ich dann am Tag darauf nicht mehr erledigen musste.

Dafür hing ich tagsüber dann in den Seilen, war müde, kraftlos und musste mich dazu zwingen, bis zum Abend noch durchzuhalten.
Ansonsten befürchtete ich nämlich die nächste schlaflose Nacht, was man physisch bestimmt nicht über mehrere Tage unbeschadet überstehen würde.

Heute verfahre ich ähnlich und mache die Nacht zum Tag, wenn ich nicht müde werde.
Allerdings prüfe ich das vorab nach einiger Zeit, die ich wach im Bett liegend verbringe.

Ich stehe auf, rauche ein Zimmer weiter eine Zigarette, gehe noch mal „für kleine Mädchen", trinke einen Schluck Wasser und gehe wieder ins Bett.

Kann ich nach etwa einer Stunde immer noch nicht schlafen, bleibe ich wach und gestalte die restliche Nacht mit dem

darauffolgenden Tag so produktiv wie möglich.
Umso eher gehe ich am darauffolgenden Abend ins Bett und kann meistens gut durchschlafen.

Schlaflose Nächte erlebe ich während meiner Hypomanie sehr häufig.

Dauerhaft können sie zur echten Belastung werden, erst recht dann, wenn ich über Stunden hinweg gefrustet im Bett liegen bleibe.

Wenn ich am Tag darauf arbeiten muss, reichen mir auch 2 Stunden Schlaf aus, um ausgeruht in den nächsten Tag zu starten und diesen dann halbwegs normal zu leben.

Auch während meiner depressiven Episoden kommt es gelegentlich zu Schlafstörungen.
Wenn meine Gedanken unaufhörlich durch meinen Kopf rasen und mich einfach nicht zur Ruhe kommen lassen, kann ich oft nicht einschlafen.

Meine Gedanken lassen sich schlecht abstellen, das Bedürfnis besteht, kann aber kaum gestillt werden. Hellwach in den frühesten Morgenstunden liege ich zuerst nur da und starre in die Leere.

Dann überlege ich, ob es Sinn macht, schnell zur Toilette zu gehen und dann was zu trinken, um damit Bewegung zu erzeugen. Der Kreislauf würde damit ein wenig angeregt, ganz minimal.
Dann stehe ich auf und lege mich nach der Toilette direkt wieder hin, fühle mich nun aber auch nicht besser als vorher.

Eigentlich ist das beste, was ich in dem Fall machen kann, einfach liegen zu bleiben und die Augen nach Möglichkeit geschlossen zu halten.

Meistens denke ich dabei an etwas schönes, angenehmes mit viel Raum zum ausbauen, bis ich unbemerkt eingeschlafen bin.

Wenn ich heute nicht permanent auf meinen Schlaf - Rhythmus achte und ihn möglichst ausgewogen weiterführe, würde mich das in Teufels Küche bringen.

Ich bekäme echte Probleme an der Arbeit und könnte Eigenschaften wie Zuverlässigkeiten, Pünktlichkeit wohl eher nicht von mir sagen.

Im Laufe der Zeit erkannte ich die Wichtigkeit um ausreichend Schlaf und gewöhnte mich daran, mir die benötigte Zeit für mich zu nehmen.
Solange mein Schlafpensum gut gedeckt bleibt, kann eigentlich nichts schief gehen.

Mit Augenringen würde ich nicht zur Arbeit wollen, was ich bei allen meiner bisherigen Tätigkeiten zu verhindern versuchte. Manchmal ließen sich die Spuren meiner vergangenen Nacht ganz gut weg schminken, sodass kaum oder gar nichts davon zu sehen war.

Das schuf wenigstens optisch den Eindruck, ich wäre „wach". An meiner Verfassung ändert das jedoch nichts, denn der Schlaf fehlt mir nach wie vor.

Unkonzentriert sein und Reizbarkeit kamen auf und erschwerten mir die Bewältigung des Alltags.
Ein Arbeitstag kann so zur Qual werden, wenn man nicht mehr die gewohnte Leistung erbringen kann in gewohnter Qualität.

Ehrgeizige Menschen, wie ich einer bin, kann so etwas richtig fertig machen.

Jede noch so positive Eigenschaft verliert durch fehlenden Schlaf merklich an Qualität, wird geschwächt.

Leichtsinniges Verhalten

Es darf wohl ohne weiteres als Leichtsinn bezeichnet werden, wenn man handelt, ohne vorher darüber nachzudenken.

Das Hinwegsehen über mögliche Konsequenzen als Folge seiner Handlungen – ist purer Leichtsinn!
Die Gefährdung an sich nimmt man hierbei häufig erst dann wahr, wenn das Geld bereits ausgegeben wurde, wenn kaum mehr etwas davon vorhanden ist.

Wer dazu neigt, häufig unnötige; unsinnige Ausgaben zu tätigen, gefährdet dauerhaft seine Existenz.

Im zarten Alter von 18, 19 Jahren war ich meistens schon zur Mitte eines Monats hin pleite.

Die restlichen zwei Wochen musste ich dann mühsam überbrücken, jemanden „anpumpen", etwas verkaufen, um Geld zu kommen.
So entstanden nicht selten Schulden bei Freunden und Familienmitgliedern, für welche ich mich ganz besonders unwohl fühlte.

Die so entstandenen Schulden versuchte ich schnellstens zu begleichen, allein schon, um mein Schamgefühl zu beseitigen.Bei einem sehr geringen Einkommen wie meinem war das allerdings schwierig.

Ich verfügte in den ersten 3 Jahren nach meiner Volljährigkeit

175

lediglich über ein sogenanntes „Existenzminimum", welches ich nicht einmal selbst erwirtschaftet hatte.
Um es kurz zu machen: ich lebte von Sozialhilfe!

Wenn man in so jungen Jahren leichtfertig die Lehre schmeißt, schwanger wird und blauäugig jemanden heiratet, um damit zum Ausdruck zu bringen:
„Tja, liebe Eltern! Ihr könnt dazu sagen, was ihr wollt. Mit 18 Jahren muss ich mir das nämlich nicht mehr anhören und mich erst recht nicht mehr unterordnen. Ich darf vom Gesetz her selbst entscheiden... und deshalb werde ich heiraten!" - das war extrem leichtsinnig, das war wahnsinnig bescheuert!

Verschuldung

Besonders in jungen Jahren lebte ich meist über meine Verhältnisse hinaus und schloss z. B. Verträge ab, die ich nicht bezahlen konnte.

Ratenzahlungen für teurere Geräte (wie Waschmaschine) kam ich von vornherein nicht nach (ich vergaß sie) und meine erste Telefonrechnung erreichte etwa 6 Monate nach Anschluss um die 500 Mark, was heute etwa dem gleichen Betrag in Euro entsprechen dürfte.

Bekannte um mich herum schienen ihr Hobby darin zu sehen, ständig neue Verträge abzuschließen und diese wegen nicht bezahlen ganz einfach auslaufen zu lassen, bis sich ein neuer Anbieter fand, bei dem sie den Vorgang ohne Skrupel ganz einfach wiederholten.

Während ich vor Scham oft am liebsten in den Boden versunken wäre, weil ich einem Vertrag nicht erfüllen konnte, machten andere sich einen Spaß daraus, ihren Schuldenberg regelmäßig zu vergrößern.

Ich ärgerte mich immer wieder, wenn ich mich erneut leichtsinnig in finanzielle Schwierigkeiten gebracht hatte und kämpfte hart um mein Verständnis für den vernünftigen Umgang mit Geld.

Es war unglaublich beschämend für mich, ständig pleite zu sein und ich befürchtete zunehmend mehr, nie wirklich mit meinem Geld umgehen zu können.
Noch peinlicher war mir, dass ich mir ständig irgendwo Geld leihen musste.

Bis heute habe ich gelernt, mein monatliches Einkommen sinnvoll einzuteilen und verfüge selbst darüber hinaus noch über einen restlichen Teil des Geldes.

Meine Ausgaben werden sorgfältig getätigt, indem ich mich zuerst auf Notwendigkeiten beschränke.
Um das, was man zusätzlich braucht oder sich wünscht, kümmere ich mich anschließend je nach Bedarf.

Die Zahlung bestehender Fälligkeiten wird in meine „Notwendigkeiten" miteinbezogen, um die Entstehung von Schulden zu vermeiden (meine Hemmschwelle habe ich absichtlich sehr weit unten angesetzt, da der Abbau meiner Verschuldung in der Vergangenheit problematisch genug war!).

Sofern jetzt noch ein gewisses Budget für zusätzliche Anschaffungen vorhanden ist, wäge ich mit der nötigen Sorgfalt ab, was wofür ausgegeben werden kann.

Eine Verschuldung tritt häufig durch Unachtsamkeit ein.

Grundsätzlich kann diese jeden einzelnen Treffen, mit oder ohne (bipolare) Störung!

Selbst Firmen und Betrieben bleiben nicht von einer Verschuldung verschont und müssen Konkurs anmelden.

Eine Pleite kann jeden treffen, ganz gleich, welchen finanziellen Status er / sie genießt!

Psychisch beeinträchtigte Menschen unterliegen zumeist Symptomen, die sich leider sehr oft negativ auf deren wirtschaftliche Verhältnisse auswirken.

Mangelnde Fähigkeit, Ausgaben zu kalkulieren und Rechnungen zu begleichen, führt unweigerlich dazu, dass zusätzlich Gebühren (Mahngebühren) entstehen. Durch Nachlässigkeit entstehen zudem Inkassogebühren und / oder Gerichtskosten, wodurch die zu zahlende Summe weiterhin anwächst...
Somit hat man einen Schuldenberg angehäuft, der sich erneut vergrößert, je länger man dessen Ausgleich vor sich herschiebt.

Es drohen Lohn- / Kontopfändungen, die erneute Schwierigkeiten für den Schuldners mit sich bringen...
Im schlimmsten Fall kommt es zur Veranlassung eines (privaten) Insolvenzverfahrens.

Erhöhte Ausgaben

Eine Begleiterscheinung bei einer manisch-depressiver Erkrankung zeigt sich durch erhöhte Ausgaben.
Die Manie wirkt sich hierbei besonders stark aus, wenn einem eine größere Menge Geld zur Verfügung steht.
Schon der Blick auf den Kontostand reicht aus, um etwa dem **Kaufrausch** zu verfallen.

Ein Monatsgehalt wird nicht mehr für die Dauer eines

ganzen Monats angesehen, sondern als viel Geld für noch mehr Konsumgüter betrachtet.

Plötzlich schießen einem Bilder und Gedanken durch den Kopf, die deutlich machen, was man alles haben möchte, am besten sofort und so viel, wie man davon bekommen kann.

Dass man davon aber einen ganzen Monat lang einkaufen muss und laufende Kosten zu begleichen hat, wird durch die akute Manie verdrängt. Primär strebt man viel eher die Erfüllung seiner Wünsche an, die sich in diesem Moment zeigen.

Eine Person im **Kaufrausch** zieht kopflos und wie ferngesteuert durch die Läden, stößt neben der heißbegehrten Ware auf weitere Güter, von denen sie meint:

„Das MUSS ich unbedingt haben! Koste es, was es wolle!" und erlebt erst dann eine spürbare Befriedigung, wenn die Artikel bezahlt und eingetütet wurden.

Auf Preise achtet der manische Einkäufer dabei weniger, er wird getrieben und kauft weiter, bis schließlich kaum noch Geld übrig ist. Ein deutlich kleinerer Betrag kann zum Ende des Rausches führen, sodass man als nächstes seine „Beute" erst einmal genießen möchte.

Meist werden die Errungenschaften zu Hause begutachtet, anprobiert, ausprobiert, präsentiert und sogar sogar liebkost.

Wie jeder andere Rausch hat auch dieser eine Wirkung auf die aktuelle Stimmungslage:

Hier werden offensichtlich überhöht Glückshormone ausgeschüttet, ähnlich wie beim verliebt sein, beim

Gewinnen von Geld oder Sachpreisen, beim Erleben eines Orgasmus.
So absurd das klingt, aber hauptsächlich Frauen hört man häufiger sagen, **dass „shoppen – gehen" besser sein kann (soll), als Sex!**

Dieser Kaufrausch muss aber noch nicht zwingend zu Ende sein, wenn das Geld schließlich restlos ausgegeben wurde. Dank der Möglichkeiten, bei vielen Versandhäusern und anderen Online-Shops seine Einkäufe auch **„auf Rechnung"** tätigen zu können, kann sich der Rausch dort entweder gnadenlos fortsetzen oder er wird von vornherein auf die bequemere Art ausgelebt.

Bis vor wenigen Jahrzehnten, weit vor der häuslichen Internetpräsenz, lebten sogenannte „Kaufsüchtige" ihre Sucht durch Versandhäuser aus, deren Produktpaletten in Katalogen aufgeführt wurden.

Eine weitere Option war bzw. ist das **„Teleshopping"**. Eine Vielzahl von Kanälen bietet seine Artikel durch gut geschulte Verkäufer an, die den Fernsehzuschauer gekonnt dazu animieren, hochgepriesene Objekte (gern überteuert) ganz einfach per Telefon zu bestellen.

Dem Käufer wird ein spezielles Angebot von besonderer Rarität verstärkt als ein „MUSS" präsentiert, dem bei sofortiger Bestellung gewisse Extras beigefügt werden. Das suggeriert dem Zuschauer ein noch nie dagewesenes Angebot zu einem Spitzenpreis, bei dem man einfach zugreifen muss!

Eine Kaufsucht droht allen, die aus individuellem Grund der gegebenen Versuchung zunehmend schwerer widerstehen können.
Im „Rausch" verliert der Verstand zunehmend an Bedeutung

und allmählich durch Gier ersetzt.

Die Neigung zur Sucht...

besteht oder erhöht sich häufig bei einer bipolare
Erkrankung,
bezieht sich jedoch nebenbei gesagt auch nicht
ausschließlich auf manisch-depressive oder anderweitig
„gestörte" Menschen.

Jede Sucht kann als solche immer und überall entstehen, wo
der Rausch immer wieder erlebt werden will,
bis man schließlich die Kontrolle darüber verloren hat.

*Der leichtsinnige Umgang mit allem, was durch eine
angenehme Wirkung zur kurzfristigen Befriedigung führt,
kann zur Sucht werden!*

Anfangs als angenehm empfunden, gewöhnt man sich
allmählich daran, bis man immer weniger dazu bereit ist,
darauf zu verzichten.
Meistens nimmt man meist erst spät wahr, inzwischen
abhängig von etwas zu sein, was man schließlich immer
zwingender braucht.

Am weitesten bekannt ist das immer stärker werdende
Verlangen nach:
**Zigaretten und Alkohol als gesetzlich legale Stimulatoren,
sowie „illegale Drogen" und Medikamente,** was sich oft
langsam (und unbemerkt) zur Sucht entwickelt, körperlich
wie psychisch.

Neben der oben beschriebenen Kaufsucht spricht man
(mehr oder weniger) häufig auch noch von:
Arbeitssucht (Workaholic); Fernsehsucht; Glücksspielsucht;

Internetsucht; Mediensucht; Computersucht; Telefon- / Handysucht; Ess-Brech-Sucht; Magersucht; Sexsucht; Beziehungssucht; Sportsucht; Eifersucht; Geltungssucht;...

Eine Sucht oder auch Abhängigkeit entsteht schleichend durch das **zunehmende Verlangen eines gewünschten (Rausch-) Zustandes,** welchen der Betroffenen immer häufiger zu erleben wünscht, bis ihn seine Abhängigkeit letztlich völlig einschränkt in seiner Handlungsfreiheit.

Die Gefahr, von etwas abhängig zu werden, erhöht sich beträchtlich, wenn der „Stoff" dauerhaft dazu eingesetzt wird,
**um Gefühle wie Langeweile, Stress, Ärger, Wut, Trauer oder besser zu ertragen,
um Unzufriedenheit und innere Leere zu auszufüllen,
um Probleme zu bewältigen,
zur Entspannung oder Anregung,
als Trost oder Belohnung...**

Leichtsinn – Schwachsinn – Unsinn? Wahnsinn!

Der Leichtsinn ist wohl auch schon immer mein ständiger Begleiter, umso erstaunlicher finde ich, wie viel Vernunft sich in den letzten Jahren angehäuft hat.
In meinem Fall äußert sich Leichtsinn sehr unterschiedlich und breitgefächert, gesundheitlich, finanziell, existenziell, im sozialen Miteinander...
Je nachdem, wie leichtsinnig ich bin, erhöht sich das Risiko, mich möglichen Gefahren auszusetzen.

Mit meinen Nachbarn hatte ich häufiger Auseinandersetzungen, weil man meinen Krach (laute Musik, Streitereien, lautes Lachen usw.) bis weit nach

Mitternacht manchmal noch hören konnte.

Guten Freunden half ich gern aus mit Geld, wodurch ich mich wiederum leichtsinnig um selbiges brachte, denn es fehlte mir kurze Zeit später. Für die Freunde war das gut, für mich jedoch weniger.

Der Leichtsinn bestand darin, dass ich es grundsätzlich auf alles ankommen ließ und davon ausging, mir würde schon nichts schlimmes passieren!

Weiterhin begab ich mich früher häufiger hemmungslos in die Gefahr, angetrunken / volltrunken mit dem Auto nach Hause zu fahren. Meiner Meinung nach war das Fahren immer möglich, selbst dann, wenn ich nicht mehr auf den Beinen hätte stehen können.

Der Führerschein kostete mich eine ordentliche Stange Geld, welches ich mir hart erarbeitet hatte. Umso schneller wollte ich den Führerschein in meiner Tasche wissen, was innerhalb von 6 Wochen dann auch eintrat.
Dass ich das Vergehen der Trunkenheit am Steuer schon im ersten Jahr meiner Fahrerlaubnis beging, finde ich heute schon noch schockierend.
Doch damals war ich mir stets sicher, mir würde nichts geschehen, ich würde auch nie erwischt werden... bis ich eines Nachts in eine Kontrolle geriet und einen Alkoholtest machen musste.
Zu meinem Glück war ich stark erkältet und hatte hohes Fieber, wodurch ich meine 2 Gläser Wein wohl glaubhaft rechtfertigen konnte (Wein zur Einnahme von Tabletten gegen Migräne!).

Es blieb bei einer Verwarnung, einem Ordnungsgeld und ich schien für´s erste vom übermäßigen Leichtsinn geheilt zu sein, wenigstens nahm mir dieses Ereignis meine

Fahrlässigkeit.

Verlust sozialer Hemmungen

Der Verlust sozialer Hemmungen entstand wahrscheinlich durch meinen *ausgeprägten „jugendlichen Leichtsinn"*.

Im Alter von etwa 19 Jahren ging ich noch davon aus, dass ich diese Eigenart irgendwie von meinen Eltern übernommen hatte.

Finanzielle Probleme gab es bei denen nämlich auch und nicht immer gelang es ihnen, diese Probleme vor uns Kindern zu verbergen.

Wenn es an der Tür klingelte und meine Mutter uns flüsternd anzischte, wir sollten ja nicht die Tür öffnen, hakte ich natürlich nach und wollte wissen, vor wem wir uns hier sozusagen verstecken müssten.

Durch mein Elternhaus erfuhr ich schon im Kindesalter von der Bedeutung eines Gerichtsvollziehers und die Pfändung von Wertgegenständen.

Auch wurde uns häufig vor Augen geführt, wie es sich so ohne Strom lebte.
Hatten meine Eltern nämlich ihre Stromrechnung nicht bezahlt, war es einige Tage lang echt dunkel, ruhig und oft sehr kalt in unserer Wohnung.

Zuerst war die Situation für uns Mädchen ziemlich spannend, da sie neu war.
Mit der Zeit allerdings störten wir uns daran, dass plötzlich der Strom weg war oder wir uns leise und stillschweigend in der

184

Wohnung verhalten sollten, damit uns niemand hören konnte.

Jemand Fremdem an der Tür jedoch vorzulügen, unsere Eltern wären nicht da, fanden wir noch schlimmer. Ic fühlte mich nicht selten von jener Person ausgefragt und wurde immer verlegener...

Als ich dann mein eigenes Leben in einer eigenen Wohnung zu leben begann, verlor ich rasch das bisschen eigene soziale Hemmungen, wenn ich denn überhaupt welche hatte.

Meine Post warf ich meistens in den Schrank zu all den übrigen, nicht geöffneten Briefen. Anfangs ignorierte ich jede Art von Post an mich, später dann das meiste davon.

Das wichtigste fischte ich mir bei Bedarf raus, um folgende Schwierigkeiten zu vermeiden.
Darüber, was wichtig war und was nicht (meiner Meinung nach), verlor ich bald mehr und mehr den Überblick, was zwangsläufig zur Entstehung weiterer Probleme führte.

Maßnahmen wie Kontopfändungen; Besuche von Gerichtsvollziehern; Kündigungen meiner Mitgliedschaft bei der Krankenkasse und ähnliches ereignete sich, meist erwischten mich diese eiskalt, da ich meine Post nicht nach entsprechende Ankündigungen durchsuchte.

Tollkühnes / Rücksichtsloses Verhalten

... zeigte sich dadurch, dass ich Termine nicht wahrnahm, weil ich schlicht keine Lust dazu hatte. Ich vernachlässigte meine Verpflichtungen ungeachtet dessen, welche

Konsequenzen auf mich zukämen. Im Nachhinein würde ich sagen, dass ich sehr egoistisch gehandelt habe.

Das Jugendamt meldete sich beispielsweise bei mir und kündigte einen Besuch an. Da ich den Brief jedoch nicht las (sondern ignorierte), folgten weitere Schreiben an mich.

Eine Untersuchung meines Kindes im Krankenhaus ergab, dass ich (laut Untersuchungsheft) kaum eine Vorsorgeuntersuchung wahrgenommen hatte. Deshalb sollte geprüft werden, ob ich der Fürsorge meines Kindes ausreichend nachkäme.

Mit dem Risiko ging ich allgemein recht lässig um, was realistisch gesehen mehr als leichtsinnig war.

Ich handelte mutwillig; fahrlässig; unvernünftig und zog oft erst im allerletzten Moment die Notbremse.

Das Vernachlässigen sozialer Kontakte empfinde ich heute auch ziemlich rücksichtslos, aber nur bedingt.

Wenn ich beispielsweise beim Einkaufen zufällig jemandem begegnet war (einer guten Freundin), reagierte ich meiner Stimmung entsprechend.

Entweder, ich ignorierte sie, sah woanders hin, tat eben so, als würde ich sie nicht sehen (meistens war ich dann in meiner Grundhaltung recht zurückgezogen) – oder ich freute mich über das Wiedersehen und ließ mich auf eine Unterhaltung ein.

Ich erinnere mich gut daran, wie schnell eine Freundin (Freund, Kollege, Klassenkamerad usw.) den Vorschlag äußerte, wir sollten uns mal auf einen Kaffee treffen. Das tat fast jeder, den ich zufällig irgendwo traf.

Ich erwiderte zunächst und schlug einen zeitnahen Treffpunkt vor, am Tag darauf oder zwei. Meistens einigten wir uns also und jeder ging dann seiner Wege.
Noch während der Unterhaltung, beim Verabschieden, vielleicht auch erst auf dem Heimweg überlegte ich mir, ob ich wirklich Lust auf ein erneutes Treffen, auf die eben getroffene Verabredung haben würde.

Das Fragezeichen ließ ich dann erst mal so stehen bis zum Tag X, wo mir spätestens klar wurde, dass ich da gar nicht hin wollte.

Ein Handy besaß man damals schon, nur telefonierte man damit selten oder gar nicht, der Kosten wegen.
Also rief ich nicht einmal an, um abzusagen – ich ließ die arme Sau da einfach stehen!

Wohl wissend, die Person wäre in dem Moment enttäuscht, versetzte ich rücksichtslos einen lieben Menschen aus reiner Bequemlichkeit oder Menschenscheu.

„Gedankenrasen"

Was sich in meiner Gedankenwelt so abspielt, wirkt auf mich selbst manchmal unheimlich.
Meine Denkweise und die Wege, die diese Gedanken dabei einschlagen, wären für jeden anderen nicht nachvollziehbar.

Es gibt sogar Dinge, die ich zu „zerdenken" neige!
Unfassbar viele Gedanken in meinem Kopf rasen wild durcheinander umher, was sich kurioser Weise danach anfühlt, als wäre mein Kopf leer.

(Ich sehe den Wald vor lauter Bäumen nicht mehr!)

Schon ein einziger Gedanke, eine Vermutung, eine Befürchtung reicht mir aus, um aus einer Mücke einen Elefanten zu machen. Dieser manifestiert sich in meinem Verstand, verankert sich tief in mir und lässt mich vorerst nicht mehr los.

(Ich bin eine Gefangene meines Selbst!)

Ein Beispiel aus meiner Schulzeit zeigt, dass ich bereits als Jugendliche durch einen einzigen Gedanken völlig von Sinnen war und mir schien der Verstand komplett abzuschalten, was ich nicht einmal verhindern konnte.

Am Abend saß ich schon seit 4 oder 5 Stunden zu Hause an meinem Schreibtisch und lernte für meine Mathe – Arbeit am folgenden Tag. Mathematik war nie mein Lieblingsfach, ich verstand immer weniger von der Logik dieser Wissenschaft, je höher die Klassenstufe wurde.

Mein größtes Problem stellte das Thema Trigonometrie dar, denn ich verstand nur Bahnhof und hatte nicht die kleinste Idee, wie man welche der Formeln so einsetzen oder umwandeln konnte, um zu einem Ergebnis zu kommen.

Normalerweise fand ich immer irgendeinen Weg, um das jeweils erlernte Thema auch für mich logisch betrachten zu können. In diesem Fall allerdings sah ich nur einen einzigen Weg, um wenigstens mit einer 4 benotet werden zu können.

Ich schrieb mir die Formeln (dafür gab es sehr viele!) in kleinsten Buchstaben auf einem ebenso kleinen Zettel und überlegte mir nun, wie ich ihn wo anbringe, um beim „Spicken" nicht erwischt zu werden.

Den Zettel sah ich in meinem Federmäppchen am besten untergebracht und befestigte ihn notdürftig mit etwas Klebstoff und legte mich völlig übermüdet in mein Bett. Einschlafen konnte ich nicht so bald, denn meine Gedanken kreisten rund um die mir bevorstehende Arbeit, von deren Benotung die Zensur auf meinem Zeugnis abhing.

… was, wenn ich erwischt werde?…
… Ich bekomme fürchterlichen Ärger, wenn ich wegen Betrugs eine 6 bekomme…
… die nächste Tracht Prügel für mich…
… Herr F stellt mich vor der gesamten Klasse bloß…
… kann ich den Spickzettel überhaupt sinnvoll verwenden morgen?…
… was, wenn ich die Formeln darauf gar nicht anwenden kann, weil andere Aufgaben gestellt werden?…
… Arbeit zerreißen und einfach die Klasse verlassen, Freistunde…
… Lästereien meiner Mitschüler, weil ich zu blöd zum spicken bin…
… Schulwechsel?…
… gar nicht erst von der Schule aus nach Hause, sondern ganz weit weg…
… wie denn, ohne Geld?…

... doch noch mal im Buch nach Erklärungen suchen?...
... dann verschlafe ich morgen, weil ich zu lange gelernt habe...
... pünktlich aufstehen, aber dann in irgendeinen Zug steigen, weg von hier!..
... warum muss er mich wegen einer 6 überhaupt schlagen?...
...wie viele Kinder werden eigentlich geschlagen?...
... warum ich?...
... wieso geht der scheiß Stoff nicht in meinen Kopf?...

... neben wem sitzen, wovon ich abschreiben kann?...
... vielleicht bin ich einfach krank morgen und bleibe liegen...
... scheiß Mathe, ich hasse Mathe!...

Die aufgeführten Gedankengänge sind nur ein Bruchteil dessen, was in meinem Kopf so vor sich ging!

Anstatt einfach abzuwarten und mich nun schlafen zu legen, dachte ich unaufhörlich an alles, was mit dieser Arbeit zusammenhing. Genauso verhielt es sich schließlich auch, als ich die Arbeit dann in der Schule vor mir liegen hatte.

Konzentration war unmöglich, denn sämtliche Ängste und Befürchtungen nahmen mir die Fähigkeit, klar zu denken.

Als Mutter eines einjährigen Sohnes trennte ich mich von dessen Vater. Wir liebten einander gar nicht mehr, wenn wir es denn tatsächlich je taten.
Somit fiel mir die Trennung zwar in emotionaler Hinsicht sehr leicht, doch gewisse Ängste plagten mich, kaum dass der Mann die Wohnung mit seinen Sachen verließ.

Allein im Wohnzimmer (mein Sohn schlief schon), wurde mir die Stille immer unheimlicher und ein Gedanke raste um den nächsten:

... Kind ohne Vater, das kann doch nicht gut sein!...

... was, wenn der Kleine merkt, dass sein Vater nicht mehr da ist und unaufhörlich schreit?...

... Geld ist fast alle und wir haben noch zwei Wochen bis zum nächsten...

... wovon soll ich mein Kind ernähren?...

... Arbeiten? Erst, wenn er 3 ist oder schon früher?...

... wie lange wird er jetzt schlafen? Hoffentlich schaffe ich auch noch ein paar Stunden...

... so ein Arschloch, lässt das Kind mit Mutter zurück und feiert sich und sein verkommenes Leben...

... ob er seinen Sohn besuchen kommt?...

... ich sollte bei jedem Besuch dabei sein...

... vielleicht schreit der Kleine aus Angst vor ihm, wäre nicht das erste mal...

... alleiniges Sorgerecht?...

... ich muss mir einen Anwalt suchen, die Scheidung einreichen...

... der und Unterhalt, keinen Cent wird der zahlen!...

... er säuft gern! Nicht, dass er eines Nachts hier randaliert!...

... einstweilige Verfügung...

... wer hilft mir nun beim Schleppen der Einkäufe?...

... vielleicht war die Trennung ein Fehler...

... wenigstens 18 Jahre hätten wir versuchen können, schon wegen des Kindes...

... wie stelle ich mich später in der Erziehung an?...

... was wird aus dem Jungen?...

... was, wenn er nach seinem Vater fragt und dieser seit jeher verschollen ist?...

... bin ich beziehungsunfähig?...

... vielleicht erhebt er Ansprüche auf die Wohnung...

... fliegen wir dann raus?...

... wenn er randaliert, Polizei rufen?...

... nicht, dass man mir das Kind wegnimmt!...

... kann man einer Mutter so einfach ihr Kind nehmen?...

... was, wenn er das Sorgerecht für sich will?...

... hat er überhaupt Anspruch darauf?...
... er kommt die Tage bestimmt noch mal her, versöhnen?...
... zusammen bleiben, nur des Kindes wegen?...
... ist so etwas gut für ein Kind?...
... hoffentlich komme ich auch dann mit dem Jungen klar,
wenn er größer ist!...
... hoffentlich wird er nicht wie sein Vater....

Solche und ähnliche Gedanken häuften sich in kurzer Zeit so
massiv an und rasten durcheinander in alle Richtungen meines
Verstandes.
Eine Beschäftigung konnte dies zwar etwas mildern um Panik
vorab im Kein zu ersticken, doch so ganz wichen all die
Gedanken nicht von mir.

Man stelle sich vor, es müssen viele Maiskörner in einen kleinen
Behälter. Dieser ist gerade groß genug für die Menge. Stellt
man den Behälter nun in eine Mikrowelle, platzen die Körner
auf, vergrößern sich enorm und springen wild umher! Der
Behälter ist längst überflüssig, eine riesige Schüssel muss her...

Weiterhin rasen meine Gedanken gern um abstraktere
Themen, die meinen Überlegungen gewissermaßen einen
Sinn geben.

Sämtliche Ereignisse psychiatrischen oder psychologischen
Ursprungs könnten Teil meiner Gedanken werden, sobald
sich die Gelegenheit dazu ergibt. Entweder bringt mich ein
Bericht dazu, mehr über das erzählte wissen zu wollen oder
ich stoße durch Unterhaltungen, die ich mit jemandem führe,
auf ein Phänomen, welches mein Interesse weckt.
Das Sammeln von Informationen verstärkt mein Interesse
weiterhin, sodass ich mich tagelang mit der Thematik
auseinandersetze.

Erhöhte Vulnerabilität

Vulnerabilität bedeutet Dünnhäutigkeit, Sensibilität, aber auch Verletzlichkeit. In diesem Zusammenhang kann auch – meist unspezifisch – das Risiko wachsen psychisch zu erkranken. Menschen mit einer erhöhten Vulnerabilität können in belastenden Lebensabschnitten mit psychotischen Symptomen reagieren. Die Anfälligkeit besteht bei jedem Menschen, ist aber möglicherweise erhöht, wenn ein oder mehrere „Vulnerabilitätsfaktoren" bestehen.

Quelle: Psychose.de

Grundsätzlich würde ich nicht unbedingt behaupten, dass das „zart besaitet" sein ein Symptom der bipolaren Störung ist. Vielmehr meine ich, dass jeder beliebige Mensch hochsensibel sein kann, dauerhaft oder auch nur Phasenweise.
Ich las beim Recherchieren in einer Erklärung darüber, dass eine vulnerabile Persönlichkeit unter anderem oft von unterdurchschnittlichem IQ beschaffen sein soll.

Meine Erfahrungen haben jedoch genau gegenteiliges gezeigt.
Abgesehen von mir, traf ich häufiger auf hochsensible Menschen, deren Intelligenz schon eher einen höheren / überhöhtem Quotienten zuzuordnen waren bzw. sind.

Meine Persönlichkeit ist jedenfalls eine hochsensible, so empfinde ich mich.
Ich reagiere extrem betroffen, extrem berührt, extrem traurig, extrem angewidert, extrem erfreut...
Extrem!

Außerdem verfüge ich über ein Gespür für Geschehnisse, bei denen ich nicht einmal anwesend bin. Vorahnungen treffen sehr häufig ein oder signalisieren etwas zusammenhängendes.

Geht es einer mir sehr nahestehenden Person nicht gut, muss ich sie nicht gesehen oder gehört haben, um das zu wissen, eine Art Gefühl dafür verrät mir das.
Ob das auf meine Störung zurückzuführen ist, weiß ich allerdings nicht genau.

Diese Erscheinung ist nun mal da, deshalb erwähne ich sie.

Möglicherweise hat das auch esoterische Hintergründe, spirituelle eventuell?
Es würde allerdings den Rahmen sprengen, wenn ich nun detailliert darauf einginge, also belassen wir es dabei.
Mein „Gespür", welches ich für ziemlich ausgeprägt halte, sehe ich als einen Teil meiner Intuition an, die ursprünglich in jedem Menschen von Natur aus gegeben war bzw. ist.

Der Wandel der Zeit und die damit verbundenen Fortschritte (Zivilisation, Technik usw.), sich gezwungenermaßen an Fakten und greifbare Erklärungen zu halten, verdrängte in uns allmählich den größten Teil dessen, was wir auch als „7. Sinn" bezeichnen.

Deshalb scheint dieser weitgehend in uns „verschollen".
Nicht viele von uns verfügen merklich über Intuition, jedenfalls wird sie kaum noch wahrgenommen und als solche gesehen.

Gesteigerte Geselligkeit

Mal hat man gern viele Menschen um sich herum, mal ist man lieber allein.

Ich bin da sehr impulsiv und sicherlich extremer im Vergleich zu anderen.

Mein Empfinden für Gesellschaft wird stark durch Unbeständigkeit geprägt, was nach Außen hin manchmal nicht ganz nachvollziehbar erscheint.

Extrovertiert oder Introvertiert? Was denn nun?!

Abgesehen davon, dass ich mich sowieso nicht gern in eine Schublade einordnen lasse:
bin ich, wie ich bin!
Wenn ich gestern erst noch sehr gesellig war, die Menschenmenge genossen habe und unbewusst alle Aufmerksamkeit auf mich lenkte – und heute bin ich so extrem zurückgezogen, dass ich mich selbst am Telefon verleugnen lasse.... dann ist das eben so!

Ich kann nichts dafür, ich bin eben nicht immer gleich gestimmt, ich kann nicht jeden Tag so sein wie davor.

Was morgen sein wird, weiß ich sowieso nicht, also frag doch erst gar nicht danach!

An manchen Tagen kann ich stundenlang mit einer einzigen Person telefonieren oder mich mit bestimmten

195

Menschen über viele Stunden hinweg umgeben.

Je nach Bedarf bezieht sich die Freude an Gesellschaft auf mehr als eine Person, die ich alle gern treffen würde. Zeit und Raum spielen manchmal gar keine Rolle, weshalb ich auch am späten Abend nicht davor zurückschrecke, jemanden zu besuchen oder zu mir nach Hause einzuladen.

Besteht ein besonders enges Verhältnis zur von mir herbei gewünschten Person, spielt die Dauer des Besuches keine Rolle für mich, selbst dann nicht, wenn ich am Tag darauf früh aufstehen und zur Arbeit müsste. Ich finde einfach kein Ende und dafür immer mehr Gefallen an unserer meist regen Unterhaltung.

Früher kalkulierte ich beinahe bei jedem solcher Zusammentreffen die Übernachtung bei mir mit ein und sorgte im Vorfeld schon für den entsprechenden Schlafplatz.

Bei verminderter Geselligkeit lege ich auf Gesellschaft überhaupt keinen Wert und versuche, diese um jeden Preis zu vermeiden.

Ausreden, die ein Aufeinandertreffen verhindern sollen, fallen mir zu Genüge ein. Je weniger ich jemanden sehen oder hören möchte, umso gleichgültiger bringe ich meine

Begründung dafür an.

Letztlich ist mir dann vollkommen egal, wie egoistisch oder rücksichtslos ich in dem Moment wirke oder ob ich es mir mit dem einen oder anderen nicht sogar gänzlich verscherzt habe - Hauptsache, ich muss niemanden sehen oder hören!

Manchmal verspüre ich plötzlich das Bedürfnis, Leute möglichst schnell wieder loszuwerden, ohne ersichtlichen Grund. Dann aber kam schon zu Beginn eines Treffens keine Begeisterung auf, ich fühlte mich stattdessen eher gestört als alles andere.
Heute versuche ich ein Treffen zu verhindern, bevor ich mich und andere in eine derart unangenehme Lage bringe.

Wer dennoch spontan mit der Tür ins Haus fällt, darf von mir keine Euphorie oder Begeisterung erwarten, weder über einen Anruf, noch über seinen Besuch.

Eine gute Schauspielerin war ich noch nie, dafür bin ich nicht überzeugend genug.
Unbewusst sende ich häufig Signale, die Ablehnung ausdrücken, Unwohlsein oder sogar Feinseligkeit.
Dabei habe ich nicht das geringste an meinem Gegenüber auszusetzen, ich wollte lediglich einfach ungestört sein und bleiben.

Ideenflucht
(ständiges schnelles Reden mit abrupten Sprüngen von Thema zu Thema)

Unter Ideenflucht bezeichnet man in der Psychopathologie übermäßig einfallsreiche Gedankengänge, wobei durch vermehrte Assoziationen das Denkziel permanent wechselt. Das Denken wirkt dadurch zwangsläufig oberflächlich, der Betroffene ist durch äußere Reize leicht ablenkbar, gerät dabei vom Hundertsten ins Tausendste, denkt und spricht Sätze meist nicht zu Ende. Ideenflucht ist u. a. ein Leitsymptom der **Manie**.

Quelle: Online Lexikon für Psychologie und Pädagogik

Wenn durch das Zusammentreffen auf besonders liebenswerte Menschen besonders viel Freude und Euphorie entstehen, ist schnelles Reden um Grunde schon vorprogrammiert. Man hat sich soviel zu erzählen, dass man kaum weiß, womit man anfangen soll.

Was genau führt eigentlich zum derart gesteigerten Rededrang, dass man von einem Thema zum nächsten springt und einem ständig neues einfällt, worüber man berichten möchte?

Auf den ersten Blick wirkt dieses Phänomen wir ein typisch weibliches, denn Frauen sieht bzw. hört man schon mal häufiger aufgeregt und wild durcheinander quatschen.

Unter Männern durfte ich jedoch ebenfalls wirre Erzählungen erleben, die ich höchst amüsant fand.
Den Faden verlieren kann so ziemlich jeder, wenn er aufgeregt ist und viel zu erzählen hat.

Gedankensprünge verursachen dann gern Verwirrung, weil jemand ständig etwas neues beginnt zu erzählen, worüber er den Überblick zwangsläufig verliert und nichts bis zum Ende erzählt, sondern stattdessen ständig etwas neues anreißt.

Ideenflucht muss sich jedoch nicht unbedingt verbal zum Ausdruck bringen, sie kann auch auf der gedanklichen Ebene verbleiben und dort Chaos und Verwirrung stiften.

Irgendwann überkam mich mal wieder die Lust, etwas zu gestalten, mit verschiedenen Materialien zu arbeiten und herumzubasteln, um etwas schönes zu erschaffen.
Das Material dafür hatte ich mir bereitgestellt und ich setzte mich an den Tisch, um anzufangen.

Während ich mir eines der Materialien (einen schön gewachsenen Zweig) genauer ansah, überlegte ich mir nun, was entstehen sollte und wie ich beginnen würde.

Da ich nach einigen Minuten noch keine konkrete Idee hatte, kramte ich in der großen Tüte nach weiteren Materialien, in der Hoffnung, diese würden mich inspirieren und mich zumindest in eine grobe Richtung führen.

Pustekuchen, denn es hagelte plötzlich unzählige Ansätze von möglichen Überlegungen, die durch die folgenden überdeckt wurden, weshalb ich nicht eine einzige dieser Überlegung herausfiltern konnte aus diesem Ideen-Chaos.

Ich stand also auf und machte den Abwasch, um durch ein wenig tätig sein an eine brauchbare Idee zu kommen. Das einzige, was ich mit meinem Vorhaben jedoch konkret benennen konnte, war die Vorstellung von etwas dekorativem, was ich zu fertigen beabsichtigt hatte. Eine Dekoration, die einen Raum etwas verschönern sollte… mehr fiel mir einfach nicht ein.

Wenn mich doch eine hinnehmbare Vorstellung erreichte, so fehlte zusätzliches Material, um diese zu verwirklichen. Je mehr ich mich anstrengte, etwas zu finden, woran ich nun basteln könnte, umso mehr unsinnige Einfälle kamen dabei hoch, die jedoch alle unbrauchbar und unvollständig zugleich waren.

Am Ende packte ich meine Materialien wieder weg und nahm mir vor, zukünftig alle zufällig aufkommenden Ideen spontan schriftlich festzuhalten und am besten zu skizzieren, damit ich wenigstens eine Richtlinie für das nächste mal parat hätte.

Bis heute kam mir keine weitere zündende Idee, vermutlich hätte ich sie im Falle ihres Erscheinens vergessen zu notieren.

Ich bin gespannt, wie sich diese Form der Ideenflucht zukünftig noch bei mir äußern wird.

Überhöhte Selbsteinschätzung

Da ich selbst eher hypomane Episoden erlebe und keine manischen, kann ich von mir nicht unbedingt behaupten, mich überhöht eingeschätzt zu haben.

Der Respekt vor möglichen Risiken oder Gefahren war somit immer vorhanden, wenn auch unterschiedlich stark. Dennoch sind mir hinreichend Fälle von überhöhter Selbsteinschätzung bekannt.

Die Eigenschaft, sich selbst unwiderstehlich wahrzunehmen, betrifft zum Beispiel Männer wie Frauen. Sie halten sich für die „geilsten" und gehen felsenfest davon aus, bei jedem landen zu können.

„Ich kriege jede / jeden ins Bett", ist dann eine mögliche Überzeugung von so jemandem, der sich entsprechend selbstsicher verhält und nicht ahnt, wie abstoßend dieser eigentlich von seiner Umwelt wahrgenommen wird.

So kann schon die gewählte Kleidung als lächerlich, peinlich auf andere wirken, von der man selbst meint, sie sei perfekt und hebe Vorzüge noch mehr hervor.

Im Sport oder aktiver Freizeitgestaltung findet sich ebenso Persönlichkeiten, sie sich mehr zutrauen, als sie tatsächlich leisten können.

Knochenbrüche oder sogar akute Lebensgefahr entstehen häufiger durch größenwahnsinnige Aktionen, durch welche man sich ursprünglich vor sich selbst und seinen Mitmenschen beweisen wollte.

Sehr gern überschätzen sich betroffene Menschen auch im Spielcasino, wo sie womöglich von einer Glückssträhne begleitet werden. Anstatt rechtzeitig mit dem Spielen aufzuhören und sich an seinem Gewinn zu erfreuen, fordert man sein Glück dann ein bis mehrere male zu oft heraus und verliert mehr, als man davor gewonnen hat.

Menschen mit überhöhter Selbsteinschätzung bereiten sich durch diese Eigenschaft manchmal große Schwierigkeiten im Berufsleben, verkalkulieren sich drastisch oder werden übermütig im Verhalten gegenüber ihrer Vorgesetzten.
Da sie sich schlecht ausbremsen lassen, riskieren sie unbewusst ihr Arbeitsverhältnis oder treiben eine ganze Firma durch waghalsige Investitionen in den Konkurs.

Es gibt unzählige Varianten, mit denen sich erhöhte Selbsteinschätzung dokumentieren lässt.

Hierbei wird nicht nur die eigene Leistung maßlos überschätzt, sondern auch die Wirkung auf andere oder die Vorgehensweise von waghalsigen Tätigkeiten, deren Risiken schlicht unterschätzt oder sogar unbeachtet werden.

Ablenkbarkeit

Eine Tätigkeit kann durch einzelne Gedankengänge massiv gestört werden den Ausführenden von seinem tun ablenken.

Das Schreiben einer Geschichte, eines Aufsatzes zum Beispiel, erfordert für gewöhnlich Konzentration.

Schon ein einziges, plötzlich auftretendes Geräusch könnte das angestrengte Nachdenken über mögliche Satzbauten und Formulierungen völlig unterbrechen, wonach man sich sehr schwer damit tut, den Gedanken an der Stelle erneut aufzunehmen.

Menschen, die über besondere Begabung verfügen, sich sprachlich zum Ausdruck zu bringen, dürften da kaum

Schwierigkeiten mit Ablenkung haben.

Andere, die deutlich bemühter sind und denen die Konzentration schwerer fällt, sind wesentlich leichter ablenkbar.

Je nach Begabung oder Intensität der Ablenkbarkeit scheint die Fortsetzung der Geschichte vorerst nicht mehr möglich zu sein, da man nicht klar denken zu können scheint.

Spätestens jetzt wäre angebracht, seinen Stift zunächst niederzulegen und sich eine Pause zu gönnen.

Eine halbe Stunde kann schon sehr hilfreich sein, vorzugsweise verbringt man diese an der frischen Luft und verbannt dabei alle komplexen Gedankengänge.

Draußen in der Natur sollte man sämtliches Schöne auf sich wirken lassen, ohne dabei über Ursprung oder Beschaffenheit dessen nachzudenken.
Einfach wahrnehmen, wirken lassen und durchatmen.
Das ist das bisher wirksamste Mittel gegen Ablenkbarkeit, Konzentrationsstörungen, Überdreht sein und innere Unruhe.

Anschließend setzt man sich ausgeruht und inspiriert wieder an seinen Aufsatz oder seine Geschichte und beendet diese bestenfalls, ohne besonders ablenkbar zu sein.

Manche ungeliebte Tätigkeit verlangt geradezu nach einer Ablenkung...

Die Erledigung bestimmter Aufgaben zählt, so ungeliebt sie auch sein mag, zu den alltäglichen Pflichten, vor denen man sich letztlich nicht dauerhaft drücken kann oder darf.

Eine solche Tätigkeit mag lästig sein (Bügeln, Fenster putzen,...), muss jedoch erledigt werden.

Begibt man sich nun daran und bereitet seine Arbeit vor, sollte das Klingeln des Telefons nach Möglichkeit ignoriert werden, jedenfalls mache ich das so.

Ich werfe zwar einen kurzen Blick auf das Telefon, um mich zu vergewissern, wie wichtig dieser Anruf sein könnte, doch damit habe ich in der Regel schon fast verloren, den subjektiv empfinde ich wahrscheinlich alle Anrufe als wichtig.

Nun könnte ich kurz ran gehen und den Anrufer darum bitten, später noch einmal durchzurufen, damit ich meine Arbeit schnell hinter mich bringen kann.

Dazu kommt es jedoch selten, da ich denjenigen allein

schon aus Höflichkeit vorab sein Anliegen äußern lasse, womit eine längere Unterhaltung bereits begonnen hat.

Das macht die Angelegenheit meist schwieriger, denn auch nach zwei Stunden habe ich die Verpflichtung noch immer nicht hinter mich gebracht und inzwischen erst recht an Motivation verloren.
Ich muss nach wie vor meine Arbeit machen, mit der ich schon längst hätte fertig sein können.

Augen zu und durch, denn alles andere wäre Unfug und würde sich gegenteilig auf das Ergebnis auswirken und zu noch größerem Ärger führen.

Ich arbeite heute noch daran, Verpflichtungen und Vergnügung ausgeglichen zu behandeln.
Mein Handeln orientiert sich noch stark an meinen Bedürfnissen, weshalb ich meine Pflichten noch zu bereitwillig beiseite schiebe.

Mein Ziel ist es, ein gewisses Pensum an Pflichtaufgaben zu erfüllen und erst danach Vergnügungen anzustreben.
Erst die Arbeit, dann das Vergnügen!

Wenn ich mehrere Tage damit verbracht habe, mich überwiegend um die angenehmen Angelegenheiten zu kümmern, bin ich am Ende dazu verpflichtet, sämtliche vernachlässigten Aufgaben nachzuholen und erledige

diese dann zwar missmutig aber konsequent.
Anstrengender kann man seinen Alltag wohl kaum
gestalten.

Es muss also eine Lösung her, die beides ermöglicht und
mich damit etwas ausgeglichener werden lässt.
Ein spontaner Gedanke dazu wäre eine Art Liste, die in der
Mitte geteilt wird, sodass zwei Seiten entstehen. Auf der
einen Seite werden Pflichten aufgelistet und die andere
Seite bietet Platz für Tätigkeiten, die man als angenehm
empfinden und gern ausübt.

das MUSS ich tun	das darf ich danach tun
* Staub wischen	
	* Kosmetika aussortieren
* Essen kochen	
	* Bildkarten fertigen

Fein, dann brauche das ja jetzt nur noch umzusetzen...
Natürlich beinhaltet eine Liste wie die noch weitere
Tätigkeiten, doch zu viele Aufgaben erhöhen den Druck,
dem man sich selbst aussetzt, um die Liste tatsächlich
abzuarbeiten.
Das Maß an Aufgaben muss jeder für sich selbst
bestimmen.

Ständiger Wechsel von Aktivitäten

Den Überblick über allem zu wahren ist eine Kunst für sich, die ich selten beherrsche.
Der Wahnsinn nimmt spätestens dann seinen Lauf, wenn ich den Überblick verloren habe.

Ich bewundere die Menschen, die immer den Überblick behalten, die Ruhe bewahren und „eins nach dem anderen" können. Menschen, bei denen vermutlich nie Chaos entsteht, die „heilloses Durcheinander" nicht einmal kennen.

Ist ja auch irgendwie logisch, diese Menschen vermeiden Chaos von vornherein und lassen Unordnung gar nicht erst aufkommen.
Bewundernswert finde ich, dass sie so „straight" sind, konsequent eben. Sie verrichten täglich die gleichen, gewohnten Aufgaben, räumen Dinge immer wieder zurück an ihren Platz, der gleiche Platz wie vor 20 Jahren auch.
Selbst die Dauer und Reihenfolge komplexerer Handlungen bleiben gleich, immer.

Menschen wie diese beenden zuerst das eine, bevor sie mit etwas anderem anfangen.
„Das mache ich morgen weiter..." - nix da.

Alles wird zu Ende gebracht. Beneidenswert irgendwie…

Bei mir sieht das ganz anders aus.
Da meine Handlungen **stark bedürfnisorientiert**
vollzogen werden, zumeist **gedankenlos**, lege ich mir den
Grundstein für mein Durcheinander mit jedem mal selbst.
Ich versuche am besten, dies anhand eines <u>Beispiels für
einen Ablauf zu erläutern…</u>:

Nach Feierabend - nach Hause!
*Am Morgen beim Aufstehen war ich noch so müde, dass ich
eigentlich fest vorhatte, nach der Arbeit zuerst eine Stunde
auszuruhen, bevor ich auch nur einen Handschlag tätigen
würde.*
*Doch schon beim öffnen der Tür wird irgendwie klar, dass
ich echt genug zu tun habe und mir das ausruhen besser in
„früher schlafen gehen" umwandeln sollte.*

*Eh ich mit der Hausarbeit beginne, gehe ich hoch ins Büro
und rauche ganz in Ruhe eine Zigarette. Mein Mann sitzt an
seinem Schreibtisch und raucht mit, wir unterhalten uns
kurz, er muss im Anschluss aber wieder runter,
weiterarbeiten, wegfahren, was auch immer.*

*Ich habe meinen Block vor mir liegen, indem ich meine To-
do-Listen erstelle und abhake. Ohne Liste wäre an ein
Anfang nicht zu denken, denn das ist eines meiner größten
Probleme:*

ich weiß gar nicht, wo ich anfangen soll!
Im ganzen Haus müsste überall genügend getan werden.

Der Plan – das wichtigste zuerst.

Dazu müsste man allerdings das wichtigste benennen
können und das kann ich oft nicht.
Einfach drauf los schreiben, die Punkte auflisten, die mir
spontan einfallen.
Fegen (oben und unten; Staub wischen; Müll raus
bringen; Küche aufräumen; kochen; Abwasch; Wäsche in
die Maschine; einkaufen; tanken; Wäsche aufhängen...)

Am sinnvollsten wäre jetzt, ganz oben zu beginnen (mit
dem ersten Punkt) und sich nach unten hin durcharbeiten
(bis zum letzten Punkt). *Aber Menschen wie ich einer bin,*
gehen da ganz anders vor, fernab jedem logischen Denkens!

Aus mangelnder Begeisterung für bevorstehende
Hausarbeiten versuche ich gedanklich zu aller erst, so viel
wie möglich in einem Schritt zu erledigen, um schneller mit
allem fertig zu sein.

Dass ich jedoch alles andere als schnell bin, wenn ich so
zerstreut hin und her renne, ergibt sich wohl von selbst.
Umso erstaunter bin ich jedoch immer wieder, wenn ich im
Nachhinein feststellen darf, dass ich trotz meines
„schemalosen" Treibens doch mehr erledigen konnte, als

ich gedacht hätte.
Das sieht dann folgendermaßen aus:

Papiermüll vom Schreibtisch kramen (Altpapier) - runter gehen, den Besen holen – Papier in der Küche auf die Ablage legen - automatisch leere Gläser und Tassen, einen Teller nehmen – in den Abwasch - Spülwasser einlassen - Mist, sauberes Geschirr erst wegräumen! - Geschirrhandtuch - sauberes Geschirr polieren – wegräumen – den Kochtopf kann ich direkt verwenden - Wasser für die Kartoffeln einlassen - kleines Küchenmesser daneben legen - dazu die Kartoffeln - gleich nach dem Abwasch schälen - aus dem Fenster sehe ich meinen Mann parken - Papiermüll nehmen und raus bringen - Tonne auf, Papier rein, Tonne zu - - Geil, Bestellung ist eingetroffen! - Neues Oberteil - wieder ins Haus - Packung aufgerissen – Oberteil begutachten - zuerst waschen, also in den Wäscheschacht – runter in den Keller – Oberteil in die Maschine (Wäsche war schon drin) - Waschmaschine einschalten - Pulver und Weichspüler dazu – starten – hinauf in die Küche - sauberes Geschirr vollständig einräumen - Abwasch ist immer noch da! - abwaschen, heißes Wasser nachlaufen lassen – umschauen nach weiterem, schmutzigen Geschirr - den Aschenbecher vom Wohnzimmertisch - der Glastisch sieht staubig aus - schnell drüber wischen - mit einem Tuch trocknen - die Kartoffeln schälen - Oder halt, erst eine rauchen - aber nicht oben, lieber unten - rauf, Kippe

an - wieder runter - Scheiße, ich wollte den Besen mit nach oben nehmen – Besen aus der Küche holen – hochbringen – runter zur Kippe, die qualmt – setzen - ziehe einmal, zweimal - zu still hier - Fernseher an - die Zigarette in den Aschenbecher - das saubere Geschirr abtrocknen - ins Wohnzimmer, einmal ziehen, noch einmal - mit Zigarette in der Hand in die Küche - Zigarette weglegen - das restliche Geschirr wegräumen - Geschirr fertig - Zigarette aus - Kartoffeln bald fertig - Fleisch zurechtlegen – zubereiten - Gemüse gleich mit - Essen ist fertig! - Mann und Kind essen (manchmal auch nur einer davon, weil der andere nicht da ist) - wieder hoch - Boden im Schlafzimmer frei machen – fegen - durch den Flur – Handfeger und Schaufel – auffegen - den Flur noch durchfegen - das Telefon klingelt - Na toll - eine Freundin, die nur quatschen möchte! - ich will fertig werden - das Mobilteil zwischen Ohr und Schulter geklemmt - Besen wieder runter bringen - Wäsche ist fertig - in den Keller - Wäsche aufhängen - nächste Ladung in die Maschine – läuft! - hoch ins Büro - hinsetzen, eine rauchen und der Freundin zuhören - die Liste kontrollieren, Haken, Haken, Haken.... - Scheiße!!! - In etwa zwei Stunden alles geschafft, außer Einkaufen und Tanken! - Freundin abwürgen - Ich melde mich später, sorry.
Puh, ich bin nassgeschwitzt, außer Atem, so kann ich nicht aus dem Haus! Duschen, aber schnell.

Im Großen und Ganzen schaffe ich viel, manchmal.

Ohne die Liste würde ich aber ein paar Dinge nacheinander anfangen und letzlich bleibt das meiste davon dann liegen, weil ich vergesse, was ich anfing. Andererseits kann ich ja wirklich nicht klagen und sollte sogar froh darüber sein, dass ich tatsächlich schaffe, mehrere Dinge gleichzeitig zu verrichten.

Ich sprühe über, die Arbeit mit mir. Solange nichts dazwischen kommt, bin ich hochkonzentriert, ehrgeizig und ein wahres Putz-Wunder.
Aber wehe, ich falle aus Versehen aus dem Sprudeln raus, dann geschieht der Rest nur noch mühsam und gezwungenermaßen.

Der Punkt ist der: Aktivitäten dürfen gern wechseln, auch ständig... aber bitte mit Sinn!
Üben! Üben! Üben! - und dann klappt das ganz sicher irgendwann.

Alle Extreme mögen verrückt, bescheuert, witzig, riskant, spannend, abenteuerlich, oder einfach nur übertrieben gewesen sein, aber es findet sich in jedem etwas positives, man muss nur genau hinschauen!

Sexualität...

Vorab muss ich gestehen, dass auch meine Sexualität ein

wenig von der Norm abweicht... jedoch würde ich sie keineswegs als krankhaft bezeichnen.

Sex gehört für mich zu den Annehmlichkeiten des Lebens, weshalb ich ihn für sehr wichtig befinde.
Grundsätzlich habe ich jedoch meine Bedürfnisse dahingehend gut im Griff und kann ich beherrschen, wenn es erforderlich ist.

Meine Libido verhält sich unterschiedlich und zeigt sich mal mehr, mal weniger ausgeprägt.
Dies hatte auf meine Partnerschaften keine Auswirkungen, soweit ich mich erinnern kann.

Manche meiner Vorlieben setze ich beim Sex zur Luststeigerung ein (Tragen bestimmter Wäsche, ...).
Darüber hinaus lebe ich andere Vorlieben aus, die in keiner direkten Verbindung zu sexuellen Handlungen stehen, sondern sich viel mehr auf mein Wohlbefinden auswirken.

Zeigefreudigkeit löst bei mir nur indirekt sexuelle Erregung aus, viel mehr verschaffe ich mir durch sie eine amüsante Sichtweise auf meine Mitmenschen, die mir in exhibitionistischen Momenten höchst unterschiedlich begegnen.

Ich erreiche die Aufmerksamkeit der Menschen, die sich neben anerkennend und wohlwollend auch empört und schockiert zeigt.

Es treffen mich entsetzte Blicke sowie empörte Äußerungen, die ich ganz witzig finde.

Solange keine Kinder in Sichtweite waren, zeigte ich in den ungewöhnlichsten Situationen ein wenig mehr Blöße (durch tiefes Bücken oder das kurze, verspielte Erheben meines kurzen Rocks).

Was auf die einen erfrischend und anregend wirkte, ließ andere vor sich hin schimpfen und mit dem Kopf schütteln.

Mit den Jahren erlangte ich immer mehr an Reife und setzte meine exhibitionistischen Neigungen zunehmend gezielter, gewählter und effektiver ein, da ich grundsätzlich nicht beabsichtige, Menschen in Empörung zu versetzen.
Ich dosierte meine Vorliebe sorgfältiger und erfreue mich auch heute noch an den Reaktionen der Leute.

Ich zeige mich, weil ich Spaß daran habe. Dabei bin ich häufig nicht einmal erregt und beabsichtige dies auch gar nicht beim Zuschauer.

Meine Wirkung auf Männer erhöht sicherlich mein Selbstbewusstsein, das will ich gar nicht leugnen. Mein Selbstbewusstsein hängt jedoch nicht vom Leben meiner Neigung ab.

Meine Neigungen sind nicht dominant wie z.B. ein Fetisch, durch welchen eine Erektion erst ermöglicht wird.

Mein Leben wird durch sie nicht bestimmt oder geleitet, lediglich erhellt und etwas spannender gestaltet. Wie auch immer,

Ich bezeichne meine „Besonderheiten" als „Special-Effects".

Meine Sexualität gestaltet sich durch kleine Extras umso aufregender, erfrischender, spannender...

Allerdings funktioniert Sex bei mir auch sehr gut ohne Extras, das eine hängt nicht zwingend vom anderen ab.

Auch bin ich gut dazu fähig, mein Leben zwar durch die genannten Extras zu bereichern, aber ich weiß mich durchaus auch problemlos zu benehmen, zu beherrschen, ohne durch Extras aufzufallen und mich gesellschaftlich abzugrenzen. Ich vermeide es, vulgär zu erscheinen.

Meine Schweinereien lassen sich meist gut in meinen Alltag einbauen, je nach Bedarf. Dabei wird natürlich stets darauf geachtet, dass Familie und Beruf stets raus gehalten und nicht gefährdet werden.

Einer „gesunde" Lebensweise steht trotz kurioser Neigungen nichts im Weg, solange man moralische Aspekte beherzigt und sich selbst dabei nicht zu kurz kommen lässt.

Steigerung der Libido (Liebeslust)

Hypomane Phasen steigern durchaus meine Libido, was jedoch nie problematisch für mich war, dem entsprechend umzusetzen.

Je nach Beschaffenheit der äußeren Umstände und der bestehenden Partnerschaft lebe ich die jeweils gesteigerte oder verminderte Libido mit Partner oder allein aus.

In der hypomanen Episode kommt es häufiger dazu, dass ich mich verstärkt mit mir selbst „beschäftige", und so meine erhöhten Bedürfnisse zu befriedigen. Aktivitäten zu zweit verhindern übrigens nicht das Bedürfnis nach Zuneigung zu sich selbst.

Erotischer Style contra „Mama-Outfit"

Da ich als Integrationshilfe arbeite, bin ich natürlich dazu verpflichtet, seriös und vernünftig aufzutreten. Der sogenannte „Porno-Style", den ich bis vor wenigen Jahren fast alltäglich wählte, hat in meinem Berufsleben nichts zu suchen.
Die Gelegenheit für gewagte Freizeitbekleidung ergibt sich im Urlaub und an den Wochenenden häufig genug.

Dadurch, dass meine Tochter seit zwei Jahren wieder bei mir bzw. uns lebt, musste der „Style" zunächst weichen und durch alltagstaugliche Kleidung ersetzt werden.

Hoch gepushte Brüste und High Heels sind gänzlich fehl am Platz, wenn die Kleine erst kürzlich ihren Vater auf tragische Weise verloren hat.

Zugegeben, so ganz leicht fiel mir der Umstieg nicht, denn für gewöhnlich lebten wir unsere Sexualität gern auch im Alltag und bauten sie nach Möglichkeit fast überall mit ein.

Die Wandlung erschien mir als selbstverständlich, da meine Priorität darin lag, meine Tochter wohlbehütet aufwachsen zu lassen und ihr Liebe und Geborgenheit zu vermitteln!

Schließlich brauchte sie mich als Mutter zu dem Zeitpunkt wohl am allermeisten.

Wieder zu dritt unter einem Dach lebend, musste die triebhafte Lebensweise und die gewagte Bekleidung vorerst weichen.

Durch den ziemlich genau ein Jahr zurückliegenden, schweren Unfall meines Mannes erlag unser Zusammenleben sowieso einer grundlegenden Veränderung. Diese zeigte sich in Hinblick auf meine Tochter in gewisser Weise sogar als hilfreich, denke ich im Nachhinein.

Selbstverständlich lebe ich meine Vorliebe für gewagte Bekleidung mit entsprechendem Auftreten auch heute noch aus, sobald der Bedarf dazu besteht.

Doch auch hier setze ich gewisse Umstände voraus, berücksichtige in jedem Fall das Familienleben sowie meine Arbeitszeiten.

Lange vor meiner Diagnose arbeitete ich die Nacht über in einer Tanzbar und war dementsprechend aufreizender gekleidet. Hier konnte ich natürlich geradezu hervorragend meine Attraktivität durch mein Outfit unterstreichen, was mir sogar etliches an Trinkgelder eingebracht hatte.

Mein Aussehen sorgte häufig für guten Umsatz, da die Gäste sich gern zu mir an die Theke gesellten, wo sie viel bestellten und verzehrten.

Die jahrelange Arbeit als Barfrau härtete mich gewissermaßen ab und ich sah in Komplimenten und Schmeicheleien allmählich keine nennenswerte Bedeutung mehr. Ich reagierte zwar nach wie vor geschmeichelt und nahm lobende Worte an mich freundlich zur Kenntnis, aber inzwischen stand ich quasi „drüber" und sah darin nichts besonderes mehr.

Vielmehr erfreuten mich anerkennende Aussagen von weiblichen Gästen, die im ganzen etwas ehrlicher auf mich

wirkten, da sie keine konkreten Absichten damit verbunden,
wenn sie sich mir mitteilten.

Suizidgedanken

Selbstmordgedanken ~ sind mit Sicherheit die dunkelste
Seiten der manisch-depressiven Erkrankung überhaupt.
Alle bisher aufgeführten Eigenschaften, Symptome
hatten irgendeinen Nutzen, wenigstens konnte ich nach
und nach in allem etwas nützliches sehen.

**Suizidgedanken sind die einzige Begleiterscheinung ohne
mögliche positive Auswirkungen!**

Wie schon in meiner Einleitung angekündigt, gehe ich auf
Suizid am Schlussteil des Buches genauer ein.

BPS & Beruf

Arbeiten mit einer Störung?

Natürlich funktioniert das!
Diese Aussage habe ich verallgemeinert, um damit auszudrücken, dass grundsätzlich jeder bipolar Erkrankte arbeiten kann.
Allerdings muss jeder für sich abwägen, inwieweit ihn seine Symptome bei der Arbeit einschränken und schlimmstenfalls seine berufliche Tätigkeit neu überdenken.

Ich kann durchaus gut nachvollziehen, dass mancher Betroffene große Schwierigkeiten hat, einer geregelten Beschäftigung nachzugehen.
Je nach dem, wie ausgeprägt nämlich die Symptome sind, umso schwerwiegender machen sich diese am Arbeitsplatz bemerkbar.

Abgesehen davon, dass nicht jeder Arbeitgeber bereit ist, gewisse Eigenschaften in Kauf zu nehmen, stellt der berufliche Alltag für den Erkrankten selbst oft auch eine große (zusätzliche) Belastung dar.

Ich möchte dennoch auf die Wichtigkeit einer regelmäßigen Tätigkeit zu sprechen kommen.

Arbeit kann das Leben eines Betroffenen enorm bereichern und seinem Dasein einen Sinn geben.

Dabei sollte unbedingt beachtet werden, dass man sich mit seiner Beschäftigung wohl fühlt und jeden morgen gern dafür das Haus verlässt.

Es gibt wohl nichts schlimmeres als einen Job, mit dem man gänzlich unzufrieden ist oder ein Betrieb, in dem man sich total unwohl und fehl am Platz fühlt!

Eine manisch-depressive Erkrankung bringt leider häufig mit sich, dass man sich generell sehr nutzlos fühlt und zu nichts zu gebrauchen.
Das Selbstwertgefühl ist gleich Null und somit geht man ohne Job erst einmal davon aus, man würde sowieso von niemandem eingestellt werden.

Wer will schon mit einer unbeständigen und wahrscheinlich unzuverlässigen Person wie mir zusammenarbeiten? Das Risiko, am Arbeitsplatz total zu versagen, ist schließlich so hoch wie bei kaum einem anderen!

Schlafstörungen führen zudem häufiger dazu, dass man den Wecker morgens nicht hört und verschläft.
Ständiges zu spät kommen dürfte die Toleranzgrenze eines jeden Arbeitgebers recht bald überstrapazieren, allein dafür kann unmöglich jemand Verständnis haben.

Wer außerdem beruflich viel mit Menschen zu tun hat (Dienstleister, Sachbearbeiter, Erzieher usw.), trägt eine gewisse Verantwortung für den freundlichen Umgang mit Kunden.
Eine Firma durch freundliches Auftreten und gute Umgangsformen zu repräsentieren wird schwierig, wenn man seine ausgeprägten Stimmungsschwankungen kaum kontrollieren kann.

Ganz gleich, ob man nun arbeitslos ist (und wie lange) oder ob man droht, seinen aktuellen Arbeitsplatz zu verlieren, es sollte in jedem Fall immer der Versuch angestrebt werden, einer Arbeit nachzugehen! Wer keine hat oder unzufrieden mit seinem Job ist, sollte unbedingt Ausschau halten nach einer passenden Tätigkeit für sich!

Es mag vielleicht komisch klingen, aber man erweist sich selbst damit einen großen Dienst!

Ein Großteil der bipolar erkrankten Menschen leben bereits seit vielen Jahren ohne Arbeit, weil sie sich damit abgefunden haben, mit einer solchen Erkrankung wohl gar nicht erst eingestellt zu werden.

Allein diese Tatsache bewirkt oft schon, dass mancher unter Umständen in ein Loch fällt, aus dem nicht mehr hinauszukommen droht.
Derart demotiviert schreibt man wohl kaum noch Bewerbungen oder stellt sich persönlich irgendwo vor.

Auf Bewerbungen erfolgen vielleicht Absagen, was als schlechte Resonanz aufgefasst wird.
Je mehr Absagen man erhält, umso mehr redet man sich selbst ein, man tauge sowieso nichts.

Selbst eigene Stärken werden mit der Zeit kaum mehr gesehen, sodass man eine zunehmend negativere Haltung zu sich selbst entwickelt.

Sollte sich nun doch die Möglichkeit eines Bewerbungsgespräches ergeben, ist man an der Stelle bereits so weit unten, dass ein Gespräch unweigerlich erfolglos bleiben muss.

Wenn man denn überhaupt noch ein Vorstellungsgespräch wahrnimmt, bringt man kaum die richtigen Worte zustande. Ich wage zu bezweifeln, dass man sich in einer derart depressiven Verfassung überhaupt angeregt unterhalten kann.

Ein solches Verhalten kann vom Arbeitgeber schnell als lustlos aufgefasst werden.

Der Bewerber wirkt nach außen hin eingeschüchtert, unvorbereitet, gleichgültig, zweifelnd und alles andere, als motiviert oder engagiert.

Jemand, der über längeren Zeitraum schon keiner Beschäftigung nachgegangen ist, hat sich nicht selten längst aufgegeben, sich selbst oder die Hoffnung auf ein geregeltes Leben und einem eigens erwirtschafteten Einkommen.

Dies dürften wohl die ungünstigsten Voraussetzungen sein, um ernsthaft eine Einstellung in einem Betrieb anzustreben!

So jemand sollte unbedingt eine therapeutische Maßnahme durchführen, bevor er sich auf die Suche nach Arbeit begibt. Verständlicherweise muss hier nämlich zunächst die eigene Persönlichkeit gestärkt werden.
Je länger er nämlich seinen eigenen Wert nicht sieht oder kennt, umso schwieriger wird es, einen Arbeitgeber von seinen Qualitäten zu überzeugen.

Wichtige Persönlichkeitsmerkmale für erfolgversprechende Bewerbungen sind in der Regel:
Selbstbewusstsein, Zielstrebigkeit, Ehrgeiz, Engagement, Zuverlässigkeit, positive Ausstrahlung, Motivation, höfliche Umgangsformen, Aufmerksamkeit, ein gepflegtes Äußeres.

Je nach Art der Tätigkeit sollte man über entsprechende Kenntnisse und / oder Fähigkeiten verfügen, die das Interesse am Stellenangebot begründen und deutlich machen.

Während eines Bewerbungsgespräches sollte man so authentisch wie möglich sein, allein das trägt zur

Überzeugung eines potenziellen Arbeitgebers erheblich bei.

Fehlende Kenntnisse über eine Tätigkeit müssen nicht zwingend als negativ gewertet werden.
Diese kann man sich schließlich immer noch aneignen, vorausgesetzt, das nötige Interesse hierfür wird deutlich zum Ausdruck gebracht.

Wer über kaum Erfahrung an der entsprechenden Tätigkeit verfügt, hat nicht unbedingt schlechte Karten, da auch Neulingen gern eine Chance geboten wird – sofern sie interessiert genug sind und aufnahmefähig genug, um dazuzulernen und den Anweisungen des Vorgesetzten entsprechen zu können.

Mancher Bewerber hat bisher etwas ganz anderes gearbeitet und stellt sich nun vor für eine Beschäftigung, die ihm völlig neu ist. Auch das ist kein zwingender Grund dafür, abgelehnt zu werden.

Es ist durchaus legitim, dass man sich an etwas vollkommen neues heranwagt, um seinen Horizont zu erweitern und über sich hinauszuwachsen.
Verkauft sich der Bewerber also entsprechend glaubwürdig, muss er sich wegen mangelnder Kenntnisse keine Sorgen machen.

Häufig weiß ein Arbeitgeber im ersten Moment noch nicht genau, ob er den Bewerber tatsächlich einstellen oder lieber einen anderen Kandidaten wählen sollte. In dem Fall wird einem häufig ein Praktikum angeboten.

Jetzt bloß nicht zögern oder schlapp machen!
Ein Praktikum ist in erster Linie immer eine Möglichkeit, durch die man sich bewähren kann!
Hier wird einem eine Chance geboten und keine Absage

erteilt.

Wer die Chance nicht für sich nutzt, dem ist wohl auch sonst nicht zu helfen!

Außerdem kann man durch ein Praktikum für sich selbst herausfinden, ob man den betrieblichen Anforderungen gewachsen ist.

Zuverlässigkeit und Kontinuität können hier „trainiert" werden.

Zeigt man dabei auch noch eine gute Auffassungsgabe und die Fähigkeit, Erlerntes schnell und gut umsetzen zu können, so schafft man weitere Voraussetzungen, die den Vorgesetzten von sich überzeugen.

Aufgeschlossenheit gegenüber seiner (zukünftigen) Kollegen wirkt sich ebenfalls positiv auf die endgültige Entscheidung über eine Einstellung aus.

Also nicht zu schüchtern sein, auf Menschen zugehen und Teamgeist zeigen – dann sollte nichts mehr schief gehen.

Die Suche nach einem neuen Arbeitsplatz sollte systematisch durchgeführt und im Vorfeld schon gut durchdacht werden.

Zu aller erst gilt es daher, sich gut zu überlegen, wie schwerwiegend die Erkrankung ist und worin mögliche Einschränkungen bestehen, die sich scheinbar unmöglich mit einer dauerhaften Beschäftigung vereinbaren lassen.

Die bipolare Erkrankung zeigt sich bei jedem einzelnen unterschiedlich, es dürfte jedoch nicht schwer sein, die individuell ausgeprägten Eigenschaften von sich miteinzubeziehen bei der Suche nach einem möglichst optimalen Arbeitsplatz.

*Ich berichte im Folgenden unter der **Berücksichtigung meiner
eigenen Symptome und meinen beruflichen Erfahrungen.***

Ausbildung

Der Beginn meiner Ausbildung im Alter von 16 Jahren war
eigentlich gleichzeitig das Ende von ihr.
Ich bewarb mich ich einem Betrieb als Malerin und
Lackiererin und musste mir beim Vorstellungsgespräch zu
aller erst nachsagen lassen, ich wäre zu überqualifiziert für
diesen Betrieb.

Es handelte sich hierbei um eine berufliche Einrichtung für
sozial benachteiligte Jugendliche, die (deutlich formuliert)
sonst wohl in keinem Betrieb eingestellt würden.

Ich erklärte den Vorgesetzten, dass ich nach Beendigung der
Realschule lediglich ein Abgangszeugnis ausgehändigt
bekam. Somit stand ich ohne Schulabschluss da und war
nicht einmal in gleicher Höhe mit jenen, die wenigstens den
Hauptschulabschluss erreicht hatten.

Allein die letzten beiden Zeugnisse, die ich meinen
zahlreichen Bewerbungen beigefügt hatte, begründeten aus
meiner Sicht das Desinteresse an mir als Auszubildende.
Wenn überhaupt, erhielt ich auf meine Bewerbungen hin
hauptsächlich Absagen und wurde selten zum
Vorstellungsgespräch eingeladen.

Fand ein solches Gespräch nun doch statt, erklärte man mir
schnell, dass meine schulischen Leistungen offensichtlich
nicht ausreichend für die von mir gewählte Ausbildung
gewesen seien.

Da sämtliche Bewerbungen nun im Grunde sinnlos verschickt wurden und ich inzwischen nicht einmal mehr die Kosten für weitere tragen konnte, hätte ich mich eben für diesen Betrieb entschieden.

Man stellte mich tatsächlich ein, worauf ich mir jedoch nichts einbildete.
Dieser Betrieb stellte wohl wirklich jeden ein, dafür jedenfalls war er städtisch bekannt.
Natürlich zeigte ich mich aufgeschlossen und interessiert, kam meiner Arbeit nach und besuchte zweimal die Woche die Berufsschule.

Nach etwa drei Monaten war für mich jedoch klar, dass ich dieser Art von Arbeit ganz bestimmt nicht bis ans Ende meines Lebens nachgehen würde.

Die Ausbildung wollte ich zumindest bis zum Schluss durchziehen und anschließend hätte ich wahrscheinlich eine weitere gemacht, mich umgeschult oder sogar weiterhin die Schule besucht.

Meine Schwangerschaft veranlasste mich schließlich doch, die Ausbildung zu beenden. Also blieb ich vorerst ohne Arbeit, bekam mein Baby (was erst mal Arbeit genug für mich war) und wollte mich ursprünglich erst dann wieder auf die Suche nach einem Job begeben, wenn mein Sohn (mit 3 Jahren) in den Kindergarten durfte.

Ich brauchte nie lange nach einer Tätigkeit zu suchen, da ich immer schon beim Anlaufen es ersten Betriebes als Aushilfe angenommen wurde.

Gastronomie-Arbeiten gab es reichlich und angenommen werden waren ohnehin nicht schwer.

Diskothek

In einer Diskothek begann ich den ersten Job seit dem Baby. Mein Aufgabenbereich war überschaubar, die Arbeit an sich recht anspruchslos.

Zusätzliches Trinkgeld fand ich attraktiv genug, um zukünftig auch weiterhin in der Gastronomie tätig zu sein.

Die an mich gestellten Anforderungen waren leicht zu erfüllen, ich war lediglich immer von einem Babysitter abhängig, der mein Kind während meiner Arbeitszeiten beaufsichtigte.

Wenn sich niemand fand, der sich einige Stunden lang bei mir zu Hause hinsetzen wollte, um die Aufsicht über ein schlafendes Kleinkind zu haben, musste ich eben absagen und konnte nicht arbeiten gehen.

Ich kam zu der Erkenntnis, einen Job finden zu müssen, den ich tagsüber ausüben konnte, während mein Sohn den Kindergarten besuchte.

Es folgten zahlreiche Anfragen auf Stellenangebote hin, die jedoch mit der Begründung abgelehnt wurden, man stelle nur ungern eine alleinerziehende, junge Mutter ein.

Das Kind könnte jederzeit krank werden und nicht in den Kindergarten gehen können, weshalb ich dann ja frei machen müsste und dem Betrieb nicht zur Verfügung stehen würde.
Das war den Herrschaften einfach zu unsicher, sie wollten das Risiko mit mir nicht eingehen.

Dumm gelaufen, dachte ich mir und war ziemlich frustriert über solche Aussagen. Wenn das so weiter ginge, würde ich

nie einen vernünftigen Job finden.
Aber mein Kind konnte ich doch auch nicht verleugnen oder verheimlichen.

Womöglich würde man ein paar Jahre später wieder neue Begründungen erfinden, die einer Einstellung im Wege stehen.

Ganz tolle Aussichten, wirklich!

Werbefirma

Ein Stellenangebot aus der Zeitung erwies sich unerwartet als die Rettung, denn ich bekam bereits beim ersten Anruf dort die Möglichkeit, mich schon am darauffolgenden Tag vorzustellen.

Von einer Werbefirma war hier die Rede, darunter konnte ich mir zunächst jedoch nichts vorstellen.
Das Einstellungsgespräch verlief bestens, ich durfte am Tag darauf anfangen zu arbeiten und wurde nach Leistung bezahlt.

Die Tätigkeit lässt sich mit wenigen Worten beschreiben:
Ich bekam vorgefertigte Karten in die Hand gedrückt, in die ich Namen und Anschrift möglicher Kunden eintragen sollte. An diese Daten kam ich durch das Klingeln an deren Haustür, wo ich eine kurze Umfrage mit den Leuten machte.

Je freundlicher und überzeugender ich mich anstellte, umso bereitwilliger machten die Befragten ihre Angaben. Es lief später darauf hinaus, mithilfe der Daten für weitere Kontaktaufnahme per Telefon die Zusage für eine Werbeveranstaltung zu erlangen, auf welcher dann das Endprodukt (Matratzen und Schurwolle) verkauft werden sollten.

Ich war allerdings nur dafür zuständig, den ersten Kontakt herzustellen und möglichst viele der Karten ausgefüllt wieder mit ins Büro zu bringen. Jede Karte (mit vollständigen Angaben) wurde vergütet, was sich durchaus als lohnende Beschäftigung erwies.

Dieser Arbeit ging ich etwa eineinhalb Jahre lang nach, lernte dort in der Zeit auch meinen zweiten Ehemann kennen.

Als ich dann schwanger mit meinem zweiten Kind war, meldete der Inhaber der Firma Konkurs an, sodass ich gar nicht erst zu kündigen brauchte – es gab keine Arbeit mehr.

Ich lernte viel dazu und hatte Spaß an meinem Job. Dieser stellte zwar keine große Herausforderung für mich dar, doch das war nicht wirklich schlimm für mich.

Die Regelmäßigkeit und routinierte Vorgehensweisen kam mir sehr zugute und prägte wahrscheinlich auch meine grundsätzliche Arbeitsmoral nachhaltig.

Während der ersten Schwangerschaftshälfte arbeitete ich noch einige Tage, bis dann die Firma pleite ging, wie gesagt. Darauf folgten dann ein paar Monate ohne Arbeit und zunehmende Langeweile.

Ich beschloss, nach der Geburt des Kindes auf jeden Fall wieder arbeiten zu gehen und besprach dies mit meinem damaligen Mann. Der sollte mir bitte die Betreuung des Babys in den Abendstunden zusichern, was er auch tat.

Nachdem meine Tochter schließlich geboren wurde, konnte ich es kaum erwarten, wieder arbeiten zu gehen. Ich wartete lediglich die Stillzeit noch ab und nutzte sie nebenher dafür, überflüssige Pfunde loszuwerden.

Durch sportliche Aktivitäten und der Umstellung meiner Ernährung verlor ich innerhalb der zwei Monate bestimmt 8 Kilo.

Cocktail-Bar

Beim Lesen der wöchentlichen Lokalzeitung stieß ich erneut auf ein Stellenangebot einer Cocktail Bar. Dort wurden mehrere Aushilfen gesucht und ich rief umgehend an, um mich für die Stelle zu bewerben.
Wieder wurde ich zu einem Vorstellungsgespräch für den nächsten Tag eingeladen, welches ausgesprochen gut für mich verlaufen war.
Ich durfte zunächst einen Abend lang auf Probe dort arbeiten, wodurch ich meine Vorgesetzten von mir überzeugen konnte.
Der Stundenlohn entsprach meinen Vorstellungen, also fing ich an, dort regelmäßig zu arbeiten, bis zu 4 mal die Woche.

Die Tätigkeit als Theken-Kraft war natürlich deutlich umfassender als meine Aufgaben in der Werbefirma zuvor und somit eine deutlich größere Herausforderung für mich.

Durch die Arbeit in dieser Bar wurde mir wahrscheinlich zum ersten mal bewusst, dass ich nicht ganz so „normal" zu sein schien im Vergleich zu den meisten anderen Menschen um mich herum.

Tatsächlich begegnete ich eines Abends meinen Stimmungsschwankungen, die ich jedoch noch nicht zu deuten wusste.

Ich bemerkte, dass ich an manchen Abenden übertrieben gut gelaunt und motiviert war.

Viele Rezepte für die zahlreichen, verschiedenen Cocktails brauchte ich mir nicht einmal ansehen, da ich sie auswendig kannte. Ich arbeitete rasend schnell und schaffte übermäßig viel in kürzester Zeit.

Selbst nach Feierabend war ich noch so aktiv und aufnahmefähig, dass ich locker noch so vier bis sechs Stunden hätte weiterarbeiten können.

Nach solchen Top-Abenden fühlte ich mich ausgesprochen genial, ich hielt mich für die Größte! Mein Umsatz war bis zu dreimal so hoch wie üblich und die Trinkgelder der Gäste fielen auch großzügig aus.
Komisch, dass das nicht immer so war, sondern auch total entgegengesetzt aussehen konnte...

Manchmal betrat ich den Laden schon so unmotiviert und träge, dass ich ernsthaft überlegte, ob nicht vielleicht „krank sein" und wieder nach Hause gehen nicht sinnvoller gewesen wäre, als mich nun so launisch und lustlos auf die Gäste loszulassen.

Beim Begrüßen meiner Kollegen wurde ich direkt gefragt, ob ich müde wäre oder krank, ich sähe ja so schlecht aus.
Na toll, genau das will man an solchen Tagen hören (NICHT!), vielen Dank!

Hinter der Theke agierte ich so unsortiert und planlos, dass der Betriebsleiter mich schon mehrmals ermahnte, sofort die Schweinereien im Thekenbereich zu beseitigen.
„Hier sieht's ja aus wie in einem Mülleimer! Was sollen denn die Gäste denken?!"

Je mehr Chaos ich da veranstaltet hatte, umso nervöser und dümmer stellte ich mich manchmal an.
Was nur heute mit mir los wäre, wollten einige von mir

wissen.

Unzufrieden, wie ich mit mir selber war, musste ich echt aufpassen, wie ich mich den Gästen gegenüber verhielt. Freundlich war das bei weitem nicht mehr, eher gereizt, ignorant, tollpatschig und unfähig.

Ich konnte nicht einmal die plötzlich auftretenden genervten Äußerungen zurückhalten und wurde zunehmend unverschämt.

Nach Feierabend wollte ich dann nur noch ins Bett, ich hasste alle um mich herum.

Irgendwie redete ich mir sogar ein, ich würde an der Arbeit gemobbt werden, Kollegen hätten eine ganz schlechte Meinung von mir und Gäste täten sich laufend über mich beschweren.

Ich befürchtete ernsthaft, dort schon bald hinauszufliegen und rechnete fast jeden neuen Arbeitstag damit, dass ich wieder gehen müsste, man hätte jemand anderen eingestellt.

Als Episoden, wie man sie aus der bipolaren Störung kennt, sah ich diese „Hochs" und „Tiefs" noch nicht, bis dato war mir die Erkrankung ja nicht einmal bekannt.
Ich hörte nur flüchtig mal etwas von manisch-depressiv sein, die Bedeutung dessen kannte ich jedoch nicht.

Trotzdem war mich nicht ganz geheuer, manche Tage extrem anders zu empfinden als andere.
Obwohl das Schwanken der Stimmung hier sehr auffällig war, kam mir eine Störung nicht in den Sinn.

Hyperaktiv war ich hin und wieder, ja. Das brachte mich ein

paar mal zu der Vermutung, ich könnte an ADHS leiden, wie mein Sohn auch.
Aber wie sollte das gehen, wenn längere Zeit über eher mangelnde Aktivitäten stattgefunden hatten.
Wo blieb denn da die überschüssige Energie und die Reizüberflutung?

Stimmungsschwankungen trafen auch bei ADHS zu, keine Frage. Doch hielten diese lediglich für Momente an, für Minuten oder Stunden.
Ich war ja über mehrere Tage lang zwei völlig verschiedene Menschen.

Als der Besitzer der Bar gewechselt hatte, wurde quasi die Karten neu gemischt.
Gleichzeitig wurde der Euro eingeführt, was sich sowieso schon schlecht auf den Umsatz in der Gastronomie allgemein ausgewirkt hat.

Der Neue Besitzer stellte sich uns eines Abends vor als „neuer Chef" und erklärte, dass er uns während der Arbeit gern etwas genauer über die Schulter sehen würde.
Er könne nicht alles an Personal übernehmen und musste daher selektieren.

Mir war während seiner Ansprache schon klar, dass ich auf keinen Fall übernommen werden würde.

Ich arbeitete trotzdem ganz normal, also wie gewöhnlich mit der starken Tendenz hin zum ungenügend, gab mir jedoch schon Mühe, da ich den Job an sich ja schon mochte.

Ich war nur eben an manchen Abenden nicht der Überflieger und stellte mich etwas amateurhaft an.
Dafür gab es aber doch auch die anderen Nächte, in denen ich die Leistung von mindestens 4 Personen auf einmal

erbracht hatte. Mein Umsatz sprach doch da Bände und fiel immer hoch aus.

Ich erinnere mich noch gut daran, dass ich nach dieser Ansprache noch ganze 3 Stunden in der Bar geblieben war und dann den Laden auf Nimmerwiedersehen verließ, verlassen musste.

Mich hatte natürlich irgendwo traurig gemacht, dass ich sozusagen „verkackt" hatte und meinen Job verlor.

Andererseits dachte ich mir, ich hatte viel Erfahrungen dort sammeln dürfen und könnte inzwischen gute Kenntnisse für die Tätigkeit im Service vorweisen. Es sollte nicht lange dauern, einen neuen Job zu finden.

Imbiss

Tatsächlich ergab sich zeitgleich eine Aushilfsstelle in einem asiatischen Imbiss (mit Lieferservice).
Auch diese Stelle trat ich zunächst hochmotiviert an und hinterließ bei meinem Chef schnell einen guten Eindruck. Er staunte nicht schlecht, wie flink meine Handgriffe waren und wie viel ich gleichzeitig machte.

Der Chef bedauerte sogar offenkundig, dass er hinsichtlich meiner außerordentlichen Leistung einen recht mickrigen Stundenlohn zahlen konnte.

Trinkgelder bekamen hauptsächlich die Fahrer, die die Bestellungen zu den Kunden nach Hause lieferten. Doch selbst im Laden, der einige Stehtische für eventuelle Gäste bereithielt, herrschte reger Kundenverkehr.
Auch hier zeigte sich, wie gut ich manchmal gelaunt war und schnell arbeitete.

Einer meiner Kollegen äußerte sogar irgendwann den Verdacht, ich nähme Koks oder etwas ähnlich leistungssteigerndes ein.
Ich lachte und verneinte das, so etwas käme nie für mich in Frage.

Innerlich hatte ich jedoch selbst auch manchmal den Eindruck, mich total aufgeputscht zu fühlen und zeitweise sogar zu zittern.
Beim wahrnehmen meiner eigenen Schnelligkeit wurde mir beinahe schwindelig.

Zudem bediente ich trotz regem Andrang und viel Stress jeden einzelnen Gast immer noch übertrieben freundlich.

Umso verwunderter reagierte mein Chef an Tagen, an denen ich eher träge wirkte und lustlos sowieso.
Einmal fragte er mich, ob ich nicht mehr zufrieden mit meiner Arbeit sei und lieber woanders arbeiten würde. Wenn dem so wäre, sollte ich bitte so fair sein und ihm das rechtzeitig mitteilen.

Ich versicherte ihm, dass er mich da falsch einschätzte. Wenn ich auch nicht die schnellste war und etwas neben mir zu stehen schien, so war ich immer noch gern dort.

Ich wusste ja selbst nicht, wieso sich das so unterschiedlich verhielt!

Anscheinend nahm er diese Verschiedenheiten irgendwann hin und fand sich mit denen ab, denn zum einen stimmte der Umsatz immer und zum anderen hatte ich so oder so immer eine positive Wirkung auf seine Gäste.

Selbst meine Stimme am Telefon war für viele Kunden so etwas wie ein Highlight, klang sie doch immer so freundlich, liebenswert und sogar faszinierend...

Als mein Chef mir allerdings zunehmend gestresster wirkte (wohl aufgrund privater Ereignisse usw.), überlegte ich, ob ich nicht einfach Ausschau nach einer zweiten Arbeitsstelle halten sollte.

Ich hörte immer häufiger sein Fluchen über zu wenig Umsätze und die drohende Pleite, was eigentlich verhältnismäßig übertrieben von ihm war, denn eine Pleite war offensichtlich nicht in Sicht, auch nicht in weiter Ferne.

Trotzdem wollte ich mich sicherheitshalber nicht darauf verlassen, diesen Job noch endlos lange behalten zu können und wollte sowieso Geld zusätzlich dazuverdienen.
Ich machte schließlich den Führerschein und wollte sämtliche Kosten dafür allein tragen.

Anfangs verschwieg ich ihm meinen zweiten Job, da sich die Arbeitszeiten nie in die Quere kamen.
Kurz darauf eröffnete ich ihm jedoch, ich könne künftig nur noch die Frühschicht übernehmen.
Danach müsste ich woanders noch arbeiten.

Er betrachtete die doppelte Beschäftigung zwar recht skeptisch und befürchtete, ich würde dies nicht lange durchhalten und früher oder später einen der Jobs an den Nagel hängen.

Kneipe

In dem Dorf, wo meine Familie und ich wohnten, gab es eine kleine Kneipe, die laut Inserat nach einer Aushilfe für die Theke benötigte.

Als ich mich dort vorstellte, war ich schon nicht mehr ganz

sicher, ob ich hier wirklich dauerhaft arbeiten könnte. Die „Gaststätte" schien mir winzig klein, die Gäste darin waren wenige und schon älter.
So wurde dort kaum Musik gespielt und wenn doch, dann nur ganz leise im Hintergrund.

Viel los war hier nie, erklärte mir der Wirt. Daher brauche er auch nur an höchstens zwei Abenden die Woche etwas Hilfe.

Ich sollte einfach anfangen und schauen, ob denn die Arbeit etwas für mich wäre.
Dann könnte er mir immer noch mehr Tage zuweisen, da er sowieso vorhatte, sich etwas mehr zurückzuziehen.

Für die kleine Kneipe brachte ich schon fast zu viel an Elan und Erfahrung mit.

So hoch motiviert, wie ich war, konnte ich die zwei Gäste gar nicht bedienen. Ich hatte ja gar nichts zu tun!
Deshalb bot ich dem Wirt schon am zweiten Abend an, ich könnte doch die Regale saubermachen und Gläser polieren, wenn so wenig Gäste da waren.

Dem Wirt schien der „lahme" Verkehrt selbst etwas unangenehm zu sein, ein bisschen peinlich vielleicht.
Jedenfalls stammelte er unsicher vor sich hin, er könne für so wenig Einnahmen keine Aushilfe hier hinstellen und schon gar nicht 4 Stunden lang.

Dazu müsse er sich noch ein paar Gedanken machen. Heute sollte ich jedenfalls noch bleiben bis Mitternacht (wie vereinbart) und im Laufe der Woche würde er mich dann noch mal anrufen und mit mir besprechen, wie wir künftig meine Arbeitszeiten gestalten wollten.

Für mich sah das rein vom Publikum her schon danach aus,

dass er mit der Suche nach einer Aushilfe sehr vorschnell und unbedacht gehandelt hatte.

Womöglich kam er an einem wirklich stressigen Abend (durch eine Gesellschaft, Reservierung o.ä.) so sehr ins Strudeln, dass er sich für solche Notfälle eine Aushilfe wünschte, allerdings mehr auf Abruf.

Bei einem letzten Gespräch, dass wir nach seinem Anruf in der Kneipe führten, ergab sich letztlich, dass ich mit meiner Vermutung richtig lag und er gar keine regelmäßige Kraft für sich beanspruchen geschweige denn bezahlen konnte.

Seiner Bitte, ihm vielleicht spontan und kurzfristig zur Verfügung zu stehen, konnte ich nicht entsprechen.

Erstens gab es da ja auch noch der Job in der Tanzbar, der sich kürzlich erst sehr spontan ergeben hatte und zweitens brauchte ich schon ein bisschen Beständigkeit und die Gewissheit, meine 2, 3 oder 4 Tage die Woche gesichert zur Arbeit eingeteilt zu werden.

Tanzbar

In den späteren Abendstunden arbeitete ich als Service-Kraft in einer Tanzbar weiter, meist direkt im Anschluss meines Feierabends im Imbiss.
Der Abend begann in der Regel recht ruhig und mit wenigen Gästen.

Meine Vorgesetzten waren ein liebenswertes Ehepaar; er war ein fülliger und behäbiger Italiener in gesetzterem Alter und sie war eine sehr herzliche aber konsequente Chefin, stets gut gekleidet.

Zu Beginn wurde erst einmal gemeinschaftlich gespeist, mein Chef war ein begnadeter Koch, der sein Personal gern kulinarisch versorgt wusste.

Das Betriebsklima dort war sehr familiär, irgendwie passte die Konstellation des Personals perfekt zusammen, was sich schließlich auch zunehmend deutlicher bei Hochbetrieb zeigte.

Wir alle arbeiteten Hand in Hand und jeder gab sich größte Mühe, den Laden am Laufen zu halten.
Ich war hauptsächlich hinter der Theke tätig, da ich die Vorerfahrungen über die Zubereitung von Cocktails mitbrachte. Je nach Bedarf warf ich mir jedoch auch gern mal die Schürze um und ging mit dem Tablett durch die Menge.

Ich blühte auf, denn schon sehr bald wurde ich von der Belegschaft wie auch von vielen Gästen sehr geschätzt und war gefragt wie nie zuvor.
Ich arbeitete sehr selbstständig und saß nie einfach nur so herum.

Vier Jahre verbrachte ich in der Tanzbar, was wohl die schönste Arbeitszeit meines Lebens war.
Mein Pflichtbewusstsein befand meine Chefin als herausragend und ließ mich das gern wissen.
Die meiste Zeit über sprühte ich auch hier über vor Tatendrang und Ausgelassenheit.

Musik war sowieso ein sehr wichtiger Faktor, der meine Stimmung mitbestimmte. Sie stimmte mich eigentlich immer gut gelaunt und meine Arbeit ging mir wie von selbst von der Hand.

Hier war sogar mehrmals die Rede davon, ich müsse doch aufgeputscht sein, wie sollte ich sonst so viel bewältigen können, erst recht in dem Tempo?!

Das konnte ich nach wie vor verneinen, da meine Aktivität von sich aus gesteigert wurde oder war. Die Tatsache, dass ich das nicht steuern konnte, war für andere genauso unbegreiflich, wie für mich selber.
Manchmal äußerte ich mich dazu mit der Vermutung, einfach hyperaktiv zu sein.
Aber überzeugt war ich davon überhaupt nicht.

Selten erlebte ich mich dort lustlos oder gelangweilt.
Wenn wirklich sehr wenig los war in der Bar und wir kaum etwas zu tun hatten, wirkte ich schon ein bisschen ruhiger und gedankenversunken auf die anderen.

Das hing dann aber auch nicht mit schlechter Stimmung zusammen sondern mit dem Ausbleiben der Gäste.
Die Zeit schien sich dramatisch in die Länge zu ziehen, wenn wir nichts zu tun hatten. Meistens wünschten wir uns an solchen Abenden alle, bald Feierabend zu haben.

Von wechselhafter Stimmung oder Antriebslosigkeit konnte hier in all den Jahren nie die Rede sein.

Daher verflogen indes die Vermutungen darüber, mit mir stimmte etwas nicht.

Wenn überhaupt etwas an mir anders war, konnte es höchstens ein bisschen Hyperaktivität sein, mehr aber auch nicht.

Zwischendurch ein bisschen Buchhaltung....

Mein damaliger Mann und ich waren zwar schon voneinander getrennt, verstanden uns jedoch halbwegs gut.

So kam es, dass er mich irgendwann fragte, ob ich Lust hätte, mir zusätzlich Geld zu verdienen.
Dies könnte ich dann am Vormittag machen, wo ich ohnehin nie in der Tanzbar arbeitete. Zeitlich war das kein Problem, also wollte ich mehr dazu wissen.

Ich sollte ihn in seinem Supermarkt ein wenig von seiner Buchhaltung abnehmen.
Eigentlich brauchte ich nur Lieferscheine zu verbuchen. Wareneingänge und der Verkauf, sowie Abschriften sollten am Computer tabellarisch aufgeführt werden, das war alles.

Konnte ja nicht so schwer sein, dachte ich mir. Er fügte hinzu, er könne sich darum nicht auch noch kümmern, da sehr viel zu tun war in dem Markt und er unter einem großen Druck stünde, die Umsatzvorgaben des Konzernes einzuhalten.

Ich würde ihm mit höchstens zwei Stunden Vormittags maximal dreimal die Woche eine erhebliche Last abnehmen, sagte er. Die Vergütung entsprach natürlich der einer Aushilfe (ungelernt natürlich), doch das schien mir gerechtfertigt zu sein.
Das bisschen Ware zu verbuchen stellte ich mir leicht und unkompliziert vor.

Als ich daraufhin die ersten male im Markt auftauchte, erhoffte ich mir wenig an Arbeit, denn ich hatte meinen Dienst in der Tanzbar erst am gleichen Morgen gegen 7:00 Uhr beenden können.
Somit war ich übermüdet, noch geschwitzt vom Aufräumen und Bestände auffüllen und hatte noch kein bisschen geschlafen.

Da ich ja nur ein bis zwei Stunden in dem winzig kleinen Büro des Supermarktes verbringen musste, biss ich meine Zähne zusammen und folgte angestrengt seinen Erklärungen. Konzentration war nur noch bedingt möglich.

Das hauseigene Betriebssystem des Rechners stellte für mich schon die erste Hürde dar.
An dieses musste ich mich erst einmal gewöhnen, da es ganz anders aufgebaut war, als die Systeme, mit denen ich sonst zu tun hatte.

Während ich genau zuhörte und hinschaute, machte ich mir kleine Notizen, um von einem Fenster zum nächsten zu gelangen und wieder zurück.
Die Notizen hielt er für überflüssig, ich befand jedoch noch überflüssiger, ihn bei jeder Frage anrufen zu müssen, wodurch ich ihn bei seiner Arbeit auch nicht unbeträchtlich stören würde.

Als ich kurz danach allein in diesem Büro saß, begann ich damit, mir die Lieferscheine vorzusortieren. So ließen diese sich nämlich schneller abarbeiten.

Jeder Artikel musste einzeln angeklickt werden und falls es diesen nicht im Sortiment gab, musste ich ihn entsprechend eintippen und dem Verzeichnis hinzufügen.
Die dazugehörigen Artikelnummern mussten außerdem vermerkt werden, die Anzahl der Artikel und der Preis, brutto wie netto.

Lieferscheine von unterschiedlichen Lieferanten waren unterschiedlich aufgebaut, sodass ich mich visuell ständig neu orientieren musste, wo ich welche Angaben finden konnte.
Die ständige Suche allein beanspruchte mehr als doppelt soviel Zeit, als das eintippen selbst.

Was mir bei der Arbeit häufig ganz arg im Weg stand, war die mangelnde Konzentration, die durch Schlafmangel schon sehr gering vorhanden war. Dazu noch übermüdet musste ich manche Artikel wiederholt suchen, weil mich etwas abgelenkt hatte oder ich mit dem Finger verrutscht war...

So ergab sich manchmal, dass ich bis zu drei Stunden dort saß und eigentlich schneller fertig gewesen wäre, wenn ich mich denn besser hätte konzentrieren können.

Etwa zwei Monate lang konnte ich diese zusätzliche Tätigkeit bewältigen, bis ich schließlich einsah, dass schon sehr an meine Grenzen gestoßen war.

Mein „noch-Mann" brachte unerwartet viel Verständnis auf, da er mir ansah, wie fertig und kaputt ich meistens gewesen wäre.
Da er sowieso in Kürze eine neue Auszubildende einstellen würde, konnte ich guten Gewissens diese Nebentätigkeit ad acta legen...

Die Tanzbar brachte mir keine Reichtümer ein, keine Frage, doch gab ich mich mit meiner Arbeit dort allein deshalb schon zufrieden, weil ich mich dort sehr wohl fühlte und diese Arbeit liebend gern verrichtete.

Nach vier Jahren etwa beschloss ich, in eine andere Stadt zu ziehen, die um die 300 km von meiner Heimat entfernt lag. Diese Entscheidung hatte jedoch keine beruflichen Gründe sondern ausschließlich private.

Da ich mich in der Bar immer sehr wohl gefühlt hatte, schmerzte mir umso mehr der Abschied, den ich kurz vor dem Umzug von ihr nehmen musste.

Die Vorstellung, nie mehr hier zu arbeiten, tat schon sehr weh. Immerhin war ja auch noch ungewiss, was sich in der neuen Stadt an Arbeit für mich finden ließe.

Freunde und Bekannte von dort versicherten mir im Vorfeld mehrmals, dort gäbe es Arbeit ohne Ende und ich würde garantiert sofort fündig werden...

Umzug und Arbeitssuche

Den letzten Arbeitstag in meiner alten Heimat hatte ich exakt einen Tag vor meinem Umzug.

Der Einzug in meine neue Wohnung in der neuen Stadt geschah prompt und zügig.
Alles an Möbeln wurde sofort passend platziert und die Kisten waren nach nicht einmal zwei Tagen alle ausgepackt.

Eingerichtet hatte ich mich also direkt nach dem hineintragen aller Möbel und Gegenstände, die ich mitgebracht hatte.

Vor Ort erledigte ich in den ersten Tagen schon alle Formalitäten, Behördengänge und regelte die Unterbringung meiner Kinder in Kindergarten und Schule vollständig.

Eigentlich hatte ich mir ja vorgenommen, die erste Woche nach dem Umzug noch zur Entspannung und Eingewöhnung zu nutzen.
Ich war jedoch ganz froh, bereits alles wichtige erledigt zu haben und wollte mich nun in aller Ruhe der Suche nach einem neuen Job widmen.

Dabei ging ich vor wie sonst auch, ich durchforstete die Zeitung und fragte mich durch meine Bekannten und Freunde durch.

Hotel

Als erstes ergab sich durch einen Freund ein Probetag in
einem Hotel.
Ich als Zimmermädchen, also begeistert war ich von der
Vorstellung zwar noch nicht, doch den Probearbeitstag
nahm ich trotzdem gerne an.
Der eine Tag ergab einen zweiten, mehr wurde daraus
jedoch nicht!

Das selbstständige Arbeiten war an sich ganz nach meinem
Geschmack, ich mochte das sehr.
Es stellte sich jedoch rasch heraus, dass man unter einem
gewissen Zeitdruck arbeiten musste und ein vorgegebenes
Pensum erreichen sollte, was für einen Anfänger sowieso
schon kaum erreichbar zu sein schien.

Ich hatte bisher ganz andere Aufgabenbereiche als in dem
Fall. Die Umgewöhnung empfand ich als sehr hart. Neue
Tätigkeiten in einer vorgegebenen Reihenfolge, die man
nicht einmal notieren konnte, da Zeit und Gelegenheit dazu
fehlten, brachte ich im ersten Zimmer schon durcheinander.

Innerhalb des Gebäudes musste ich mich sowieso zuerst
orientieren können, was am ersten Tag noch schwierig für
mich war.
Dann musste ich mich genau an die Vorgehensweise der
einzelnen Arbeitsschritte halten, sonst war meine Arbeit
nicht richtig ausgeführt worden.

So sehr ich mich auch um viel Aktivität bemühte, ich war in
den Augen der anderen viel zu langsam, auch am zweiten
Tag.
Etwa zwei Stunden vor Schluss erwähnte die Vorarbeiterin
dann ganz nebenbei ein wichtiges Detail, wonach ich am

Vortag eigentlich schon gefragt hatte. Sie erklärte mir den Schichtdienst.

Gestern hieß es aber doch noch, dass eine Aushilfe ausschließlich für die Zeit von 8:00 Uhr bis 16:00 Uhr gesucht würde. Alle anderen Zeiten wären ausreichend abgedeckt. Jedenfalls sprach sie davon, dass ich in der einen Woche für die jetzige Schicht eingeteilt werden könne, aber die Woche darauf müsste ich dann die Nachtschicht übernehmen.

Als Mensch mit Anstand arbeitete ich die Schicht noch bis zum vorgesehenen Ende und wollte dann gehen.
Ich berichtete meinem Mann (der damals mein Freund war) von den Probetagen und dem Schichtwechsel.
Der sah mich ungläubig an und wies mich auf das hin, was ich ihm gestern noch berichtete.

Also erklärte ich ihm, dass diese Information mir heute auch ganz nebenbei und kurz vor Ende der Schicht gesteckt wurde und daraufhin nicht einmal antworten konnte.
Ich müsste vorab erst einmal sicherstellen, dass meine Kinder während der Arbeitszeiten betreut und beaufsichtigt würden.

Diese Tätigkeit halte ich im Nachhinein sowieso nicht für besonders angebracht, da sich ja schon zu Beginn des ersten Tages zeigte, dass sich bestimmte Handgriffe immer in der gleichen Reihenfolge wiederholten.
Dies würde schnell langweilig werden, sobald ich die nötige Routine erst drin hatte.

Abwechslung und persönlichen Spielraum gab es nicht, genauso wenig der Kontakt zu Menschen.

Ich müsste stur und immer unter Zeitdruck mein Programm bis zum Ende durchziehen.

Flexibles Arbeiten war somit kein Thema in diesem Fall, wohl sollte ich flexibel im Hinblick auf die Arbeitszeiten sein.

Der Fall zeigt mal wieder deutlich, wie wertvoll und unverzichtbar Probearbeitstage sein können.
Egal, wie Branchen-fremd man auch sein mag, spätestens hier zeigt sich, welche Anforderungen bestehen und ob man ihnen gerecht werden könnte.

Call-Center

Ein paar Tage später, wenige Wochen nur, meldete ich mich erneut auf ein Inserat aus den Stellenanzeigen der Zeitung.

Beim darauffolgenden Gespräch wurde mir die Tätigkeit in dem Call-Center ausführlich erklärt. Neben mir gab es noch etwa 20 weitere Mitbewerber, die an dieser „Schulung" teilnahmen.

Hier wurden also „Kunden" DSL-Anschlüsse verkauft, Verträge abgeschlossen.

Grundsätzlich sollte möglichst jedem der erreichten Leute etwas verkauft werden, entweder einen neuen Telefonanschluss oder besser noch ein Anschluss für Telefon und DSL.
Uns wurde erklärt, dass selbst Menschen, die gar keinen Computer besäßen, schnellstes Internet verkauft werden könnte, wenn man es denn geschickt anstellte.

Grob gekürzt heißt das, wir sollten den Leuten, die wir in der Leitung hatten, möglichst viel andrehen, ob sie es nutzten, oder nicht.

Uns sollte egal sein, ob wir jemandem gerechtfertigt einen Vertrag unterjubelten oder andere über's Ohr hauen.

Wichtig wäre einzig ein „Schein", welcher die Auftragsbestätigung darstellte und uns pro Stück 10 € einbringen sollten.

Nach der Schulung folgten Tage bzw. Wochen des Trainings, wie sie es nannten.

Das besagte Training umging die vertragliche Festlegung unserer Beschäftigung und wurde als Probezeit gesehen. Während dieser Zeit (3 Wochen wurden veranschlagt) müssten wir uns bewähren und sollten zeigen, wie gut wir das, was wir „lernten" umsetzen konnten.

Wer genug „Scheine" schrieb, wurde anschließend übernommen.
Wer zu wenig davon hatte, war wohl offensichtlich nicht ausreichend bemüht und müsste sich nach einem besser geeigneten Job umschauen.

Trotz meines unguten Gefühls und meiner Skepsis über die Vorgehensweise, Menschen zu betrügen, wollte ich zunächst weiter dort arbeiten. Es hätte ja schließlich noch Gefallen an der Arbeit aufkommen können.
Außerdem wollte ich nicht von vornherein etwas ablehnen, von dem ich gar nicht wusste, ob es mir liegt oder nicht.

Mit jedem neuen Vertrag, der unnötig abgeschlossen wurde, fühlte ich mich schlechter.
Meine Skrupel verhinderte wohl auch, dass nicht allzu viele Verträge zustande kamen.

Als der Teamleiter mir quasi vorwarf, ich wäre viel zu befangen und müsste härter werden, äußerte ich, wie unsinnig ich empfand, einen Vertrag zu erzwingen, der binnen einer Woche sowieso wieder gekündigt würde. Solche nämlich, sogenannte „Stornos", wurden dann erst

gar nicht vergütet.
Damit wäre doch die ganze Arbeit umsonst gewesen und die Energie dafür wäre verschwendet.

An dieser Art der Beschäftigung sah ich nichts gewinnbringendes oder sinnvolles.
Wenn irgendwer auf der Welt als am meisten ungeeignet dafür wäre, dann war das ganz sicher ich selbst.

Die weitere Suche nach Arbeit für mich brachte einige Wochen nichts brauchbares hervor.

Arbeiten von zu Hause aus – mal was ganz anderes!

Wenn ich denn mal auf ein Inserat stieß, das mein Interesse weckte, war die Stelle entweder vergeben, oder nicht für Frauen vorgesehen, oder nur ab / bis zu einem gewissen Alter zu vergeben.

Es wollte sich anscheinend nichts passendes für mich finden. Neben der Zeitung suchte ich auch im Internet, beim Arbeitsamt und ging sogar nach draußen weitersuchen.

So wählte ich spontan einen Laden, eine Gaststätte, Boutique, was auch immer und fragte nach, ob eine Aushilfe gebraucht würde.
Meistens verneinte man meine Frage, manche notierten sich dennoch meinen Namen mit Telefonnummer, falls doch mal Bedarf herrschte.

Es gab da so eine Idee, ein Gedanke, der vielleicht auch eine Option war, Einkommen zu erzielen.

Diese ergab sich durch ein Gespräch mit einem potenziellen Kunden (im Call-Center).

Der Kunde wollte eben kein Kunde werden, blieb aber dennoch sehr freundlich, wodurch eine Unterhaltung entstand, die ich so eigentlich nicht erwartet hatte.

Der nette Mann gab mir zu verstehen, dass er meine Stimme am Telefon als sehr angenehm empfand und daher umso skeptischer sah, dass jemand wie ich einer Tätigkeit auf diesem Niveau nachging.
Er sprach deutlich aus, dass er diese „Masche" für Betrug hielt und ich wollte ihm nicht einmal widersprechen.

Viel eher sähe er mich in ganz anderen Berufsrichtungen, nämlich solchen, wo man Menschen helfe oder sie beraten würde.
Da gäbe es sicherlich einiges an Dienstleistungen, an denen ich ganz bestimmt auch viel mehr Freude hätte, als in diesem Call-Center.

Normalerweise beherzige ich nicht einfach irgendwelche Empfehlungen, um die ich zuvor nicht einmal gebeten hatte.
Dieser nette Herr allerdings meinte es spürbar gut und vertrat völlig korrekte Ansichten.

Ich war tatsächlich noch nie dafür geschaffen, durch Lug und Trug zu Geld zu kommen.
Menschen zu betrügen wäre nie etwas, was ich aus Überzeugung machen könnte.

Der Mann äußerte am Ende des Gesprächs, besonders viel an Erotik in meiner Stimme gehört.
Eigentlich lachen wir beide über diese Äußerung, doch so ganz abwegig fand ich das bald gar nicht mehr.
In den vergangenen letzten Wochen hörte ich solche Anmerkungen bezüglich meiner Stimme nämlich öfter, von unterschiedlichen Seiten.
Demnach schien also etwas wahres dran zu sein.

Ich bezog meinen Partner in meine Überlegungen mit ein, da ich etwas ins Auge fasste, womit auch er einverstanden sein sollte.

Mein Freund war offenbar begeistert von meiner Idee, mir mit Telefon-Erotik mein Geld zu verdienen.
Optimal fanden wir beide, dass ich mir meine Arbeitszeiten frei einteilen konnte und so die Kinder stets beaufsichtigen.

Sogar der Haushalt ließe sich bestimmt so nebenher machen, dass ich theoretisch rund um die Uhr „arbeiten" könnte.

Rund um die Uhr konnte ich natürlich nicht in den Hörer stöhnen und keuchen, erst recht nicht im Beisein meiner Kinder.
Aber während diese schliefen, hätte ich immer noch jede Menge Zeit, um die Anrufer zu bedienen.

Ich fand im Internet einige Betreiber von Hotlines, von denen ich mir die, mit den günstigsten Konditionen für mich aussuchte.

Schließlich begann ich für einen Provider zu arbeiten, einer Frau, die noch mehr von meiner Sorte quasi für sich arbeiten ließ, die sie jedoch betreute und unterstützte und ihnen stets pünktlich auszahlte, was sie telefonisch an Umsatz eingebracht hatten.

Die Betreuung war hilfreich, die Bezahlung war fair und die Arbeit an sich noch ganz zwanglos und unbefangen.

Sie kontrollierte zwar hin und wieder die Anrufe und wies mich bei Bedarf auf Verstöße oder falscher Vorgehensweise, was allerdings nur anfangs notwendig war.

Hier kommen meine erotischen Fantasien und meine zeitweise gesteigerte Libido mir sehr entgegen und erleichterten die Arbeit ungemein.

Während der Telefonate konnte ich entspannt auch noch andere Arbeiten erledigen oder auch Freizeitbeschäftigungen nachgehen.

Parallel zum „Kundengespräch" konnte ich ausgelassen chatten, den Boden gründlich wischen oder ganz entspannt die Wäsche zusammenlegen.
Multitaskingfähig zeigte ich mich bisher tatsächlich bei jeder meiner bisher ausgeübten Tätigkeiten und immer erwies sich dies als enormer Vorteil für mich.

Schon bald zeigte sich wieder deutlich, inwieweit meine Störung meine Arbeit beeinträchtigen konnte.
Telefonieren konnte ich zu jeder Zeit, in jeder Verfassung und müde genauso wie hellwach.

Sobald sich Übermüdung zeigte (etwa nach mehrtägigen Wachphasen), konnte ich schon nicht oder nur schwer zu gewohnten Zeiten meine Leitung für Kunden geöffnet halten.

Häufig ergaben sich längere Wartezeiten bis zum nächsten Anruf, die ich normalerweise mit einer beliebigen Beschäftigung zu überbrücken wusste.

Wenn ich jedoch so müde war, dass diese Wartezeiten das Risiko erhöhten, mich einschlafen zu lassen, war ich ziemlich „gearscht".

Die sogenannte „Stoßzeiten" lagen unter anderem bei 0:00 Uhr bis 3:00 Uhr.

Wenn ich bereits gegen 21:00 Uhr schon übermäßig müde war, sah ich nicht die geringste Chance, mich noch mindestens 3 Stunden lang wachzuhalten.

Da ich mir die Zeit nun frei einteilen konnte, wählte ich mich an ungeeigneten Abenden wie diesen erst gar nicht in das System ein, sondern ging einfach mal früh schlafen.

Ich machte mich nachdem ich einige Monaten als „Telefonistin" tätig war, zusammen mit meinem Freund selbstständig. Wir gründeten eine Firma für Service & Dienstleistung, wo nun ich die Vorgesetzte war.

Nachdem sich auf unser Stellenangebot weitere mögliche Mitarbeiterinnen gefunden hatten, war ich nicht mehr nur mein eigener Chef sondern auch noch der von drei bis vier weiteren Damen.
Diese schulte ich, betreute deren Einstieg und Arbeitsweise und war darin nur mäßig erfolgreich.

Mitarbeiterinnen in der Telefon-Branche zu schulen klappte hervorragend, deren Betreuung ebenso. Allerdings ließ deren Motivation und Arbeitseinstellung sehr zu wünschen übrig, somit wurde kaum Umsatz gemacht.

Meine Führungsqualitäten sind nicht gerade die besten gewesen, bisher wurde nämlich ich immer geführt durch einen Vorgesetzten.

Die Firma wurde vielleicht 6 Monate lang geführt, solange war ich mehr oder weniger auch weiterhin als Telefonistin tätig. Uns wurde nach etwa einem halben Jahr jedoch klar, dass der ganze Aufwand sich gar nicht lohnte und die Branche sicherlich sehr überlaufen war, weshalb wir da schwer Fuß fassen könnten.
Wir lösten die Firma also wieder auf und fanden im

Nachhinein trotzdem, dass wir immerhin viel Spaß an der Sache hatten und der Versuch sich allemal lohnte.

Eine Plattform im Internet hatte etliche Chat-Räume, in denen man auf bis zu 99 Mitglieder antreffen konnte. Ich hielt mich vorzugsweise in einem der Räume auf, wo ich auch zumeist auf die gleichen Mitglieder traf, wie sonst auch.
So ergaben sich gelegentlich nähere Kontakte, die man entweder auch real traf oder auch nur virtuell kannte und sich via Chat oder privaten Nachrichten öfter mit ihnen unterhielt.

Mit einem der „Stamm-Mitglieder" kam ich nach einer Weile besonders gut aus, sodass wir uns über alles mögliche austauschten und das täglich.
Dieser empfand meine telefonische Arbeit für verschwendetes Potenzial, da er offenbar wusste, wie wenig man als Arbeitende dabei verdiente und wie sehr die Provider dabei abräumten.

Er war der Meinung, man könnte sich mit einer kleinen Erweiterung sehr viel mehr dazuverdienen, da der Kunde pro Minute hier das dreifache zahlen müsste.
Die Rede war von einer Webcam.

Im Visier der armen Irren

Eine Webcam besaß ich sowieso, diese nutzte ich hin und wieder auch.
Die Idee, mit dieser meine Arbeit vielleicht fortzusetzen, ließ mich zumindest länger darüber nachdenken.

Ich fing recht bald an, nach entsprechenden Seiten oder Anbietern zu suchen, wo man sich als „Senderin" registrieren konnte und wurde schnell fündig.

Nachdem ich per Mail die nötigen Vertragsunterlagen erhalten und diese unterschrieben wieder zurückgesandt hatte, bekam ich sofort meine Zugangsdaten, mit denen ich mich dort anmelden konnte.

Zuerst erstellte ich ein Profil.
Ich verfasste Texte zur Beschreibung über mich, mein Äußeres und nach Belieben auch über sexuelle Besonderheiten.

Anschließend suchte ich nach passendem Bildmaterial, konnte aber nur wenige Fotos von mir auf meinem Rechner finden, die sexuell besonders ansprechend waren.
Erst recht würden diese nicht dazu animieren, dass man mich für viel Geld unbedingt live erleben möchte, denn die Bildqualität verriet, dass auch die Videoübertragung keineswegs besser beschaffen war sondern eher schlechter.

Es mussten dringend Fotos von mir gemacht werden, sonst konnte ich nicht anfangen zu arbeiten.
Mein Freund war auch von dieser neuen Geschäftsidee sehr angetan und so wurde unser „Shooting" ganz nebenbei auch zu einem privaten, aufregendem Erlebnis.

Gleichzeitig entstanden jede Menge Fotos, die fast alle bestens für mein neues Profil geeignet waren.

Die schönsten wählte ich aus und lud sie umgehend auf der Seite hoch.
Der Betreiber der Seite überprüfte die Bilder in relativ kurzer Zeit und schaltete sie umgehend frei, womit sie nun öffentlich sichtbar waren.

Kaum war ich eingeloggt, erhielt ich auch schon mehrere Anfragen für einen Live-Chat.

Nachdem ich mich mit einer einzelnen Sitzung vertraut gemacht hatte, nahm ich auch gern mehrere Sitzungen gleichzeitig wahr.

Natürlich war ich für meine Auftritte entsprechend hergerichtet, was wiederum unser Liebesleben sehr bereichert hatte. Mein Freund sah mir teilweise sogar aus der Ferne beim senden zu.
Er genoss sichtlich meinen Körpereinsatz und meinen Handlungen, die mal mehr und mal weniger spektakulär ausfielen.

Scheinbar hatte ich damit das richtige für mich gefunden und konnte dabei trotzdem so anonym bleiben, wie ich es für richtig hielt.
In Aktion begab ich mich ausschließlich in denn späteren Abendstunden, wenn meine Kinder im Bett lagen und schliefen.

Um zusätzlich abgeschirmt zu sein, richtete ich mir meine Computer-Ecke, meinen Schauplatz in einer Art Separee ein. Dort konnte ich die Tür im Notfall verschließen und konnte ungestört arbeiten.

Über meine Vergütung konnte ich nicht meckern, ich wurde immer pünktlich und fair ausbezahlt.

Es zeigte sich allerdings auch hier wieder, dass ich durch manche Stimmungslagen oder anderen Symptomen nicht in gewohnter Qualität senden konnte.

Hin und wieder war der Video-Chat ganz und gar unmöglich zu betreiben, da ich ja für den Kunden deutlich zu sehen war. Wo ich am Telefon nur mit der Stimme agieren brauchte, musste ich mich hier tatsächlich als Ganzes präsentieren, wobei dem Kunden nie entgangen wäre, wenn ich miese Laune hatte oder zu Tode betrübt war.

Private und familiäre Umstände führten zu dieser Zeit häufig und sehr massiv zu Stimmungstiefs, die ich nicht verbergen konnte.

Die Resonanz der Zuschauer auf meine Übertragungen wurde immer negativer, meine Stimmung jedoch leider ebenso. Ich fühlte mich mies, war traurig bis am Boden zerstört und konnte Sorgen nicht einfach weg lächeln.

Jeder Versuch, trotzdem Erotik oder Wohlgefallen auszustrahlen, wirkte aufgesetzt und zeugte überhaupt nicht mehr von der üblichen Hingabe, die man sonst durch mich zu spüren bekam.

Aber auch Phasen, in denen ich überschwänglich und aufgekratzt war, stellten beim Senden ein Problem dar, denn ich konnte kaum entspannt auf meinem Stuhl sitzen bleiben. Bewegungen wurden dann hektischer ausgeführt, was die Übertragung ruckeliger machte.
Genießen konnte der Kunde mich durch geschmeidige, anmutige oder langsam fließende Bewegungen.

Überdreht wie ich jedoch teilweise war, unterbrach der Zuschauer den Chat nach kurzer Zeit gelangweilt und ging weiter zur nächsten Senderin.

Müdigkeit konnte man mir gut ansehen, selbst mit ausreichend Make-Up und gedämpfter Beleuchtung noch. Fehlender Elan war offenbar ein nicht unbeträchtlicher Störfaktor der Übertragung für den Zuschauer.

Je nach Befinden konnte ich Gefühle wie Abscheu, Ekel oder angewidert sein kaum zurückhalten. Manche Äußerungen der Kunden über allzu krankhafte, sexuelle Vorstellungen empfand ich nun mal als abartig und wollte am liebsten nichts mehr darüber lesen oder hören müssen.

Trotz gesetzlicher Vorgaben, die beispielsweise den Austausch über pädophile Neigungen strikt untersagen, brachten manche Kerle genau das zum Ausdruck und schienen genau zu wissen, wie angewidert ich war.

Eben deshalb wurde vieles ja auch gleich mehrfach benannt, Worte fielen wiederholt und es wurde sogar nach meinen Empfindungen gefragt, die aufkamen, als ich von den abartigen Neigungen des Mannes hörte oder las.

Es lag wohl maßgeblich an den Umständen, dass ich zu der Zeit auffällig selten mit meiner Webcam arbeitete. Die Tatsache, dass es sich bei dieser Arbeit um die einzige handelte, die ich ausübte, ließ in mir unerwartet Leistungsdruck aufkommen.

Meine Vergütung war schließlich mein einziges Einkommen, es gab keine weitere Quelle, durch die ich ein gesichertes, grundlegendes Einkommen hatte.

Mit anderen Worten: streng dich an und gib dir Mühe, sonst verdienst du kein Geld!

Grundsätzlich könnte ich mir diese Beschäftigung auch heute noch gut als Möglichkeit für einen Nebenverdienst vorstellen.
Ungezwungen und frei entscheidend darüber, wann ich was von mir sehen lasse oder worüber ich mich mit dem Zuschauer unterhalte, würde ich wohl je nach Verfassung senden oder es lieber ganz bleiben lassen, wenn der Zeitpunkt ungünstig dafür wäre.

Heute würde ich mir wohl noch nicht einmal ein Pensum festlegen oder Zeiten vorgeben, in denen ich unbedingt online sein müsste.

Ich würde es insgesamt wohl viel ruhiger angehen und die Tätigkeit und alles drumherum würde ich gelassener sehen.

Mit der Einstellung: „**In der Ruhe liegt die Kraft!**", würde ich heute mit Sicherheit deutlich mehr Umsatz bewirken können, als ich damals schaffte.

Typen, die mir unbedingt deren dreckigen Abscheulichkeiten unter die Nase reiben wollen, würde ich ganz anders abfertigen, sehr viel unbefangener auf sie reagieren und definitiv über den Dingen stehen.

Ich wäre nicht mehr betroffen oder befangen, sondern viel gefasster in jeder Hinsicht.

Das Arbeiten mit der Webcam und der damit verbundene, freizügige Umgang mit Sex stünde zwar in hohem Kontrast zu meiner hauptberuflichen Tätigkeit mit pädagogischem Hintergrund, doch das würde ich strikt voneinander trennen.

Dieser Kontrast wäre nicht er erste und erst recht nicht der einzige, den es in meinem bisherigen Leben je gegeben hat.

Damals jedenfalls erwies sich diese Beschäftigung als denkbar ungeeignet im Hinblick auf die umliegenden Ereignisse und deren Auswirkungen auf meine Stimmungslage.

Um aufgrund der aktuellen Verfassung nicht zu lange ohne Arbeit zu bleiben, suchte ich halbherzig nach einem Job mit vorerst geringer Stundenanzahl.

Eine Vollzeitbeschäftigung wäre finanziell gesehen zwar sinnvoller gewesen, doch dieser hätte ich nicht lange nachgehen können.

Der Schulbus

Mein Freund (bald Ehemann) wies mich irgendwann auf eine Firma hin, von der er wusste, dass sie ständig neue Mitarbeiter einstellen sollten.
Dort könnte ich halbtags und später auch länger arbeiten, ich könnte einen Kleinbus fahren oder als Beifahrer tätig sein.

Diesen Hinweis nahm ich dankend an und fand auch schnell die passende Telefonnummer dazu, um mich nach einer freien Stelle zu erkundigen.

Offensichtlich war man über meinen Anruf hocherfreut, so jedenfalls empfand ich die Art, wie man mit mir sprach. Es kam erneut zu einem Vorstellungsgespräch und ich wurde wieder prompt eingestellt.

Vorerst konnte man mir nur soviel an Stunden zuteilen, wie sie der Vergütung eines Mini-Jobs entsprach. Das nahm ich gern so hin und behielt die Option auf Erweiterung meiner Stunden zum späteren Zeitpunkt im Hinterkopf.

Ich wurde zwar dazu aufgefordert, einen Personenberechtigungsschein zu beantragen, begann meine Arbeit jedoch zuerst als Bus-Begleitung.
Als Fahrerin würde ich sicherlich auch schon bald zum Einsatz kommen und dann hätte ich diesen Schein praktischer Weise schon in der Tasche.

Sehr praktisch war für mich, dass ich als Begleitung von zu

Hause abgeholt wurde und nach den Touren auch wieder zu Hause abgesetzt wurde.
 Ich musste keine Fahrkosten berücksichtigen und Weder Zeit noch Wegstrecke aufbringen, um pünktlich zur Arbeit zu erscheinen.

Meine neue Kollegin arbeitete mich sehr gut ein und wir kamen sehr gut miteinander aus.

Meine Tätigkeiten bestanden darin, die zu befördernden Kleinkinder sicher zum Kindergarten und zurück nach Hause zu begleiten und die Schulkinder ebenso.
Wichtig war, diese über die Dauer der Fahrt angeschnallt zu wissen und für ausreichend Ruhe zu sorgen, damit sich die Fahrerin auf den Verkehr konzentrieren konnte.

Insgesamt handelte es sich hierbei nicht um eine anspruchsvolle Tätigkeit, da die üblichen Vorgänge und Handgriffe in kürzester Zeit automatisch beherrscht wurden.

Die Kinder, die wir beförderten, nahm ich als sehr unterhaltsam und liebenswert wahr, was die meisten meiner Kollegen ganz anders sahen. Für diese waren die Kinder grundsätzlich verzogene oder missratene Gören, die man sehr gern wieder loswurde.

Viele Mitarbeiter sprachen öfter vom zerren an deren Nerven, von lautem Geschrei und davon, wie dreist die Kinder die Sitze beschmierten.

Solche negativen Erfahrungen hatte ich in meiner gesamten Zeit als Fahrer wie als Beifahrerin nicht machen müssen.
Der Kontakt zu den Kindern und die Unterhaltungen, die wir gemeinsam führten, bereiteten mir mit die größte Freude an der Arbeit.

Die Kleinen schlossen mich schnell in ihre Herzen und freuten sich jeden Morgen darauf, mir dieses oder jenes zu erzählen.

Zuverlässigkeit und Pünktlichkeit gehörten zu den maßgeblich wichtigsten Anforderungen, die der Job stellte.

Im ersten Arbeitsjahr konnte ich diese zu 100% erfüllen und stand jeden Morgen pünktlich an der Straße, wo mich meine Kollegin zustiegen ließ.
Auch im zweiten Jahr behielt ich diese Eigenschaften bei und fuhr immer noch als Begleiterin mit.

Das erste mal wirklich verschlafen hatte ich dann aber schon zu Beginn meines dritten Jahres als Mitarbeiterin.
Ich konnte mir nicht erklären, wie das passieren konnte, denn ich stellte mir immer den Wecker und ging auch nie besonders spät schlafen.

Es gab, wie sonst auch immer, zwar manchmal schlaflose Nächte, weil ich einfach nicht müde wurde, doch deshalb verschlief ich am nächsten morgen nicht.
Nun wollte ich das eine mal nicht überbewerten und versuchte es gelassen zu sehen, so etwas konnte schließlich passieren!

In drei Jahren hatte so mancher Mitarbeiter bedeutend öfter verschlafen, so meine Kollegin.

Als ich wenige Wochen darauf erneut verschlafen hatte, war die besagte Kollegin dann nicht mehr so milde gestimmt und regte sich sehr über meinen Patzer auf.
Ich bekam ein richtig schlechtes Gewissen, so sehr tadelte sich an meiner Unpünktlichkeit herum und zwar viele Minuten lang an einem Stück.

Wieder ein paar Monate später hatte ich abermals verschlafen und unbewusst einfach meinen Wecker ausgestellt. Darüber wurde selbstredend mein Chef informiert, der mich darauf ansprach.

Ich gelobte Besserung und wir einigten uns schließlich darauf, dass mich die Verwaltungskraft der Firma jeden Morgen durch einen Anruf weckt bzw. sicherstellen wollte, dass ich auch wach sei.

Es stellte sich bald heraus, dass die Weckrufe zunehmend weniger notwendig wurden, weshalb die Anrufe wieder eingestellt wurden.
Ich fungierte inzwischen als Fahrerin, da meine Kollegin erkrankte und länger ausfiel.

Nun lag auch die Verantwortung über den Kleinbus bei mir, ich hatte diesen nach bedarf zu betanken, einmal wöchentlich musste das gute Stück durch die Waschanlage.

Eine Zeit lang lief das ganze wie automatisch, ich beherzigte alle meine Verpflichtungen und Arbeitsschritte, die in meinem Aufgabenbereich lagen und fuhr ein paar mal zusätzlich als Vertretung.

Irgendwann ereignete sich nicht nur erneut, dass ich verschlafen hatte, es kam zu weiteren ungünstigen Vorfällen, weshalb mein Chef schließlich entschied, mich besser weiter als Begleitung arbeiten zu lassen.

Über diese Entscheidung war ich ganz froh, denn zu dem Zeitpunkt traf ich zum ersten mal auf meinen Psychiater und erfuhr von meiner Diagnose einer bipolaren Störung.

Er verschrieb mir Tabletten gering dosierter Antidepressiva, die ich einige Wochen lang regelmäßig einnehmen musste, bevor ich eine deutliche Wirkung und Verbesserung zu spüren bekam.

Der Job als Beifahrerin / Fahrerin vermittelte mir Sicherheit und den nötigen Halt an einem geregelten Tagesablauf. Dank dieser wenigen Stunden Arbeit täglich fühlte ich mich wenigstens nicht ganz so planlos und verrückt, wie ich mich in den Ferien beispielsweise empfunden hatte.

Eigentlich war ich sehr dankbar dafür, dass ich wegen gewisser Vorfälle (wie Verschlafen, Unfall) nicht sofort entlassen wurde. Meine Chefin zeigte ungewöhnlich viel Verständnis und wünschte mir glaubhaft, es möge mir hoffentlich bald wieder etwas besser gehen.

Selbstverständlich beschäftigte mich meine Diagnose fortan sehr und ich musste lernen, mit meiner Erkrankung zu leben und sie akzeptieren.
Glücklicherweise gab es innerhalb meiner Tätigkeit kaum etwas, das hierdurch hätte gefährdet werden können.

Die Anwesenheit der Kinder half mir beträchtlich über manche schweren Tage hinweg, denn durch sie unterbrach ich häufig mein Nachdenken, um mich auf Unterhaltungen mit ihnen einzulassen.

Die Kleinen ahnten gar nicht, wie sehr sie mir damit geholfen hatten.
Es wurde allmählich etwas besser mit mir, ich fand mich so ziemlich mit meiner Störung ab und lernte eben weiterhin, mit möglichen Beeinträchtigungen umzugehen.

Mittlerweile war ich nun schon seit mehr als 4 Jahren als Mitarbeiterin dort tätig und entdeckte im laufe der Zeit mein Bedürfnis, mich mit Kindern zu beschäftigen.
Die paar Minuten Fahrt zur Schule oder zum Kindergarten

fand ich nicht ausreichend, da ich gern mehr mit ihnen zu tun gehabt hätte.

Sehr deutlich zeigte sich mein Einfühlungsvermögen und mein Verständnis für sie und ihre Beschaffenheit und ich hörte den Kleinen immer zu, wenn sie sich mit mitteilen wollten.

Leider erfüllte ich die Voraussetzungen nicht, um in sozialpädagogischen Bereichen tätig zu werden.
Ich konnte kein Studium vorweisen und auch keine abgeschlossene Ausbildung in der Richtung.
Schade, wirklich schade, denn im Grunde nahm ich zum ersten mal in meinem Leben wahr, was in beruflicher Hinsicht tatsächlich das Richtige für mich war:

die Arbeit mit Kindern!

Schule als Arbeitsplatz

Den Job als Busbegleitung kündigte ich irgendwann zwischen Herbst und Winter.
Wenn ich schon nicht wirklich mit Kindern zusammen arbeiten könnte, so sollte sich wenigstens eine neue Beschäftigung für mich finden lassen, die umfangreicher ist als meine bisherige.

Natürlich wollte ich auch um einiges mehr an Geld verdienen und das war eben nur möglich, wenn ich eine Vollzeitstelle annehmen würde.

Einige Monate lang blieb ich ohne Arbeit, um mich auch ein Stück weit von den bisherigen Ereignissen zu regenerieren.

Die Erkrankung war inzwischen verständlicher für mich

geworden, doch die häusliche Situation wurde durch den Unfall meines Mannes im letzten Frühjahr zunehmend schwieriger.

Kaum, dass ich meine Diagnose überwunden hatte, musste ich mich mit den Folgen seines Unfalls auseinandersetzen und befürchtete, ich käme niemals mehr zur Ruhe.

Meine Jobsuche schob ich vor mir her und wirklich intensiv hielt ich schon lange nicht mehr Ausschau nach Arbeit.

Die Schwierigkeit bestand für mich darin, einer ungelernten Tätigkeit nachgehen zu müssen, da ich keine Ausbildung machte.

Die paar Angebote, die ich für ungelernte Hilfskräfte finden konnte, fand ich ganz und gar nicht ansprechend. Sporadisch schickte ich hin und wieder eine Bewerbung ab oder stellte mich irgendwo persönlich vor, doch kam ich so nicht an einen Arbeitsplatz.

Meine Tochter verlor im Frühjahr ihren Vater und zog im Sommer zu mir zurück.

Zu der Zeit war ich ganz froh, nicht an Arbeitszeiten gebunden zu sein, da vieles erledigt wurde und ich mich um jede Menge Behörden-Angelegenheiten zu kümmern hatte.

Kurz nach der Einschulung meiner Tochter wurde ich von der Mutter einer ihrer Mitschülerinnen auf eine sehr interessante Tätigkeit hingewiesen, die fast zu perfekt für mich schien...

Die Rede war vom *„Schulbegleiter"*.

Den Ausdruck hatte ich zuvor noch nie gehört und ich war

mir nicht sicher, ob die Angabe, man dürfe auch ungelernt eine solche Stelle besetzen.

Das wäre ja der Brüller, wenn sie damit recht behielte und ich gute Chancen hätte auf eine Einstellung als Schulbegleiterin.
Integrationshilfe war mir geläufiger, mit der Bezeichnung wusste ich deutlich mehr anzufangen.

Ich erkundigte mich ausführlich nach den Tätigkeitsbereichen, den Anforderungen, möglichen Voraussetzungen und wurde im Internet schnell fündig.
Neben genügend Informationen fand ich auch die Seite des Betriebes, der mir empfohlen wurde.
Also kramte ich sofort eine vorgefertigte Bewerbung aus meinen Ordnern, aktualisierte diese mitsamt Lebenslauf und passte sie dem Beschäftigungsverhältnis an, das ich nun unbedingt eingehen wollte.

Die fertige Bewerbung las ich zwei bis dreimal durch, korrigierte hier und da noch etwas und druckte sie direkt aus. Im Schrank fand ich eine passendes Couvert für meine Unterlagen und hatte diese rasch versandfertig.

Gleich am nächsten Tag fuhr ich zur Post und veranlasste die Zustellung zum Betrieb.
Nun wartete ich einfach ab, eine Woche oder länger?

Ich wollte mich nicht schon zu Anfang aufdringlich zeigen, gleichzeitig sollte aber mein Engagement und mein großes Interesse an der Stelle deutlich werden.

Genau zwei Wochen nach der Einsendung meiner Bewerbungsunterlagen entschied ich mich spontan dazu, beim Betrieb anzurufen und dort nachzufragen, ob man meine Unterlagen erhalten hatte und ob überhaupt Bedarf oder Interesse an meiner Person bestand.

Die Frage wurde nicht verneint, allerdings würde man mich gern zu einem späteren Zeitpunkt zurückrufen, da im Moment viel durcheinander und hektisch lief.

Die Frau am Telefon klang sehr nett und entschuldigte sich dafür, dass sie gerade keine genaueren Angaben machen konnte. Sie versprach mir einen Rückruf noch in den kommenden Tagen. Warten wollte ich nicht länger, denn ich war ungeduldig und wollte so gern wissen, ob ich weitere Bewerbungen an ähnliche Betriebe verschicken sollte, oder ob ich in diesem Betrieb Fuß fassen könnte.

Also fuhr ich wenige Tage später einfach zum Betrieb hin und stellte mich vor als Bewerberin, die wirklich brennend an dieser Beschäftigung interessiert wäre.

Was ich bisher über die Tätigkeit in Erfahrung brachte, machte auf mich den Eindruck, als wäre diese Arbeit tatsächlich „wie für mich gemacht".
Ich machte deutlich, weshalb ich mich für geeignet hielt und gab an, ich könnte sofort anfangen.

Mit meinem persönlichen Auftreten vor Ort wollte ich meiner Bewerbung zusätzlich Aussagekraft verleihen und von mir überzeugen.
Außerdem sollte man mich dort ruhig schon mal gesehen haben, vielleicht würde sich auch ein Gespräch ergeben.

Daneben war ich aber auch ein bisschen neugierig und wollte gern auch selber sehen, mit wem ich es denn dort zu tun hätte.

Die Frau, mit der ich mich unterhalten hatte, stellte sich als jene heraus, die ich auch telefonisch schon kurz gesprochen

hatte.
Unsere Unterhaltung ergab sich sehr spontan, da ich dort ohne jede Voranmeldung aufgekreuzt war und man dort gerade die Zeit erübrigen konnte.

Wir sprachen stehend miteinander, wofür sie sich lachend entschuldigte, denn wir hätten uns sehr gerne auch setzen können. Allerdings war mir in dem Moment kaum bewusst, dass wir standen. Ich war ja hauptsächlich deshalb hier, weil ich unbedingt diesen Job wollte.

Die Frau gab mir zu verstehen, sie wäre Koordinatorin und erklärte, sie teile den Kindern die Schulbegleitungen zu, die in ihrem Zuständigkeitsbereich lagen.
Sie war recht angetan von meinem Auftreten, so erklärte sie weiter.

Derzeit gab es tatsächlich einen Fall, für den sie dringend eine Betreuung brauchte, vorzugsweise eine weibliche.

Wegen eines Termins musste sie mich jedoch bitten, morgen noch einmal wieder zu kommen, um die Details mit mir zu besprechen, wenn es mir nichts ausmachen würde.

Natürlich sicherte ich ihr mein Erscheinen zu und freute mich riesig darüber, dass ich mit meiner spontanen Aktion etwas erreichen konnte.

Hochmotiviert stand ich also am Tag darauf zur pünktlich zur vereinbarten Zeit auf der Matte und war nun neugierig darauf, wofür ich möglicherweise eingesetzt werden könnte.

Es waren zwar noch einige Unterlagen zu beschaffen (wie polizeiliches Führungszeugnis, Steuerkarte...), doch hierfür räumte mir meine neue Chefin mehr als genügend Zeit ein, die erforderlichen Unterlagen zu beschaffen.

Einige Angaben des zu betreuenden Kindes erfolgten, die ich mir direkt notierte und nach weiteren Informationen fragte. Ich ergriff ziemlich schnell die Initiative und schlug vor, mich am besten vorher bei den Eltern des Kindes vorzustellen und am besten natürlich bei dem Kind selbst.

Dem Vorschlag wurde ausdrücklich zugestimmt und so rief sie die Mutter des Mädchens an, um ihr meine Handynummer mitzuteilen.

Die besagte Mutter wollte mich später zurückrufen, um einen Termin für ein Erstgespräch mit mir zu vereinbaren, was sie keine halbe Stunde später auch tat.
Am gleichen Abend besuchte ich schließlich die Familie und führte ein ausführliches Vorgespräch mit ihr über die Problematik des Mädchens (6 Jahre) innerhalb der Schule und meine Vorgehensweise.

Die Schule selbst wurde zuvor durch den Betrieb davon in Kenntnis gesetzt, dass sich eine Integrationshilfe für die Kleine gefunden hätte, diese würde am Montag darauf (es war Freitag) das erste mal die Schule aufsuchen und zeitgleich mit der Arbeit beginnen.

Ich sprach mit der Mutter in so kompetenter Weise, als wäre ich schon viele Jahre in diesem Beruf tätig.
Sie reagierte überrascht, als ich ihr auf ihre Nachfrage hin erklärte, dass ihre Tochter das erste Kind wäre, welches ich innerhalb der Schule betreuen würde.

Dann betonte sie, dass das Mädchen auf jeden Fall eine Betreuung benötigte, welche über ausreichend Erfahrung und die nötige Autorität verfüge.

Als Mutter zweier Kinder war ich wohl erfahrener, als erforderlich war. Zudem beförderte ich vorher einige Jahre lang Kinder mit gewissen Defiziten zur Schule und wusste sehr genau, wie ich mit ihnen umzugehen hätte.

Die Mutter war rasch davon überzeugt, dass ich zu Kindern grundsätzlich einen guten Draht habe, da ihr Sohn (7 Jahre) sich überraschend offen mit mir unterhielt und mich zwischendurch sogar durch deren Wohnung führte, um mir alles zu zeigen.

Die beiden Geschwister waren sichtlich enttäuscht darüber, dass ich nach etwa 80 Minuten wieder nach Hause fahren musste. So viel Zeit sollte dieses Vorgespräch eigentlich gar nicht in Anspruch nehmen, ich dachte da höchstens an eine Stunde, allerhöchstens!

Das erste Jahr als Schulbegleiterin zeigte mir sehr deutlich, wie gut ich für diese Tätigkeit geschaffen war. Ich leistete meine Arbeit stets souverän und war zuverlässig und kompetent im Umgang mit Kindern.

Einfach war die Betreuung des Mädchens zwar nicht immer, doch füllte mich die Arbeit aus und machte mich zunehmend zufriedener.

Die Klassenlehrerin, sowie weitere Lehrer, die ich im Laufe des Schuljahres kennenlernte, zeigten sich von Anfang an schon begeistert und dankbar für meine Hilfe und meinen Einsatz.

Das nächste Schuljahr über arbeitete ich dann an einer anderen Schule, wo ich mich ebenfalls schnell bewährte und einen sehr gute Status bei Lehrern hatte, sogar bei der Schulleitung.

Ich wurde häufig für meine Arbeit gelobt, man erkannte neben meinen Bemühungen auch meine Person selbst an und schätzte mich für die, die ich war / bin und für das, was ich tat.

Nun arbeite ich im dritten Jahr als Integrationshilfe und kann mir keine andere Beschäftigung mehr für mich vorstellen. Für mich käme nie in Frage, meinen Job gegen etwas anderes einzutauschen!

Alle meine bisherigen Erfolge, die ich verzeichnen kann, sprachen für mich und tun es nach wie vor.
Durch meine Arbeit mit den Kindern ergaben sich immer mehr Fortschritte in deren Entwicklung.
Manchmal konnte ich mir nicht genau erklären, weshalb sich das ach so schlimme, aggressive Verhalten eines Kindes durch meine Betreuung schlagartig gebessert hatte.

Allerdings weiß ich auch, dass ich im Vergleich zu vielen anderen Kollegen doch deutlich engagierter und motivierter bin.
Mein Vorgehen, meine selbstständige Arbeitsweise musste ich selten mit einer Lehrkraft vorher besprechen. Ich handelte gut durchdacht und blieb trotzdem immer offen für alle Anliegen, mit denen die Schüler zu mir kamen.

Ganz gleich, wie gestresst ich bin oder wie beschäftigt ich sein mag, nahezu alle Schüler dieser Schule kennen mich als verständnisvolle, hilfsbereite Frau, die zu jeder Zeit ein offenes Ohr hat.

Wie viel bipolare Erkrankung sich bei dieser Tätigkeit zeigt, ist schwer zu sagen ~
einerseits empfinde ich jede meiner Besonderheiten oder Extreme als gewinnbringend für meine Arbeit,
andererseits bin ich dazu verdonnert, niemanden von meiner

Störung wissen zu lassen, da sie mich meinen Job kosten würde.

Nun, ich vermute, dass einige meiner Eigenschaften, die die Störung mit sich bringt, sehr brauchbare und ausschlaggebende Faktoren dafür sind, von welcher Qualität meine Arbeit mit Kindern und Jugendlichen beschaffen ist.

Jede Eigenart ließ sich bisher perfekt miteinbeziehen und förderte so die besten Leistungen.

Dagegen fällt mir im Moment keine einzige Eigenschaft ein, die sich irgendwie nachteilig oder störend auf meine Beschäftigung ausgewirkt haben könnte.

Das allerdings müsste man einem Vorgesetzten erst einmal verständlich erklären können!

Stigmatisierung und Beruf

Diese „Störung" ist wohl allgemein bekannter als manisch-depressive Erkrankung.

Wir bewegen uns innerhalb einer Gesellschaft, in der besondere oder spezielle Eigenarten zunächst skeptisch betrachtet werden.
Je schwieriger eine Angelegenheit nachzuvollziehen scheint, umso weniger trifft man auf Verständnis hierfür.

Menschen tun sich gerne schwer damit, sich über etwas zu informieren, was sie nicht kennen.
Oft haben sie genügend mit dem zu tun, was sie unmittelbar selber betrifft oder womit sie unweigerlich konfrontiert werden.

Nicht jeder Horizont will erweitert werden, viele erfahren durch ihre eingeschränkte Sichtweise so etwas wie Sicherheit.

So werden diese umso unsicherer, wenn es sich um etwas unbekanntes, fremdes handelt.

Ihnen ist das, was sie nicht kennen, nicht geheuer, da sie von Gewohnheiten abhängig sind und am liebsten bei dem bleiben, was sie kennen.
Unbekanntes wird daher gern erst einmal gemieden und als negativ empfunden, ohne es zu hinterfragen.

Vermutlich kennen wir das alle aus unserer Kindheit, wenn plötzlich etwas auf dem Teller lag, was man nicht kannte.

Kinder sind im übrigen leichter zu verunsichern und lehnen eher etwas unbekanntes ab.

Erwachsene, die von etwas abgeneigt sind, wovon sie nicht wissen, was es denn ist, sind jedoch genauso häufig anzutreffen. Das macht sie nicht zwangsläufig schlecht oder bösartig und auch nicht unbedingt dumm.

„Wie kannst du denn behaupten, es schmeckt dir nicht? Du hast es doch noch nie probiert!"

Diese berechtigte Frage wird Kindern zunächst gestellt, die sich weigern, etwas zu essen, was sie nicht kennen.
Meist genügt schon, dem Kind eine Vorstellung über den Geschmack zu vermitteln.

Es schmeckt nach... es schmeckt wie... so ähnlich, wie... das isst du sogar gern....

So in etwa könnte man versuchen, ein Kind vom probieren

zu überzeugen, meistens gelingt das sogar.

Neues, fremdartiges verunsichert viele Menschen, Kinder
genauso wie Erwachsene.
Nimmt man ihnen die Scheu oder Angst davor, es könnte
scharf, bitter, zu hart usw. sein, wagen sie den Versuch und
wirken mitunter sehr überrascht, weil sie unerwartet mögen,
was eben noch ekelhaft aussah.

Manchmal wird die Ablehnung jedoch bestätigt und es
schmeckt tatsächlich nicht. Kommt auch vor…

**„Woher soll ich denn wissen, ob ich es mag, wenn ich es
noch nie versucht habe?"**

Der Versuch bezieht sich natürlich nicht nur auf Essen,
sondern auf alles unbekannte, worauf man im Leben stoßen
kann.
Woher sollte man zum Beispiel wissen, wie ein Fremder ist,
wenn man ihn nicht kennenlernt?
Vielleicht stellt der sich nämlich als sehr nett dar und wird
zur echten Bereicherung.

Wie sollte man wissen können, wie ein Gebäude von innen
aussieht, wenn man nie drin war? (Abgesehen von Fotos.)

Kommen wir nun wieder **zurück zur Störung, genauer
gesagt, zur psychischen Störung**, denn um die geht es
schließlich.

Psychische Störungen sind grundsätzlich gesellschaftlich
hinreichend bekannt.
Von vielen Erkrankungen und Störungen hat man zumindest
schon einmal etwas gehört.

Darunter finden sich solche, von denen man noch nie gehört

hat, andere, die man ungefähr deuten kann und vielleicht auch einige, die man sehr gut kennt, weil man selbst betroffen ist oder Angehöriger eines psychisch Erkrankten.

Der Begriff „schizophren" ist beispielsweise einer der geläufigsten Bezeichnungen, die häufig sogar alltäglich benutzt wird für alle möglichen Eigenschaften eines Menschen.

Ich kann kaum beschreiben, wie oft ich vernommen habe, wie gedankenlos und „umgangssprachlich" jemand einen anderen gefragt hat, ob er schizophren wäre. Dabei wusste der Fragende nicht einmal die Bedeutung dessen.

Beinahe täglich erlebe ich auch heute noch, wie z.B. Jugendliche einander vorwerfen:
„Ach du, was willst du überhaupt? Du bist sowieso schizo(phren)...",
wobei das scherzhafte dabei durch die Beteiligten einfach weg gelacht wird.

Diese Aussagen sind meistens gar nicht ernst gemeint, sondern dienen nur zur Betonung eines Verhaltens, das man selbst als schräg oder gar als verrückt sieht.

Der Volksmund spricht ja auch von einem „Psycho", wenn jemand „nicht ganz dicht" zu sein scheint.

Dass die Psyche sozusagen als Wortstamm steht und unser seelisches Befinden bezeichnet, bedenkt kaum jemand. Daher gilt ein „Psycho" generell für jemanden, der seltsam scheint, irre, wahnsinnig.

Wir alle haben eine Psyche, daher ist umso kurioser, den „Psycho" als Schimpfwort zu benutzen. Leider sind solche und ähnliche „Sprachfehler" inzwischen geläufiger, als man denkt.

Zahlreiche Begriffe aus der Psychologie oder Psychiatrie werden hemmungslos in den allgemeinen Sprachgebrauch miteinbezogen, skrupellos verwendet und somit leichtfertig missbraucht.

Ohne jegliche Kenntnisse über das, womit man verbal um sich wirft, versucht man sich in Konfliktsituationen mit diesen zu profilieren oder witzig zu klingen.

Nachdenklich werden die meisten „Sprachkünstler" leider erst dann, wenn sich plötzlich herausstellt, dass es tatsächlich jemanden im näheren Umfeld gibt, der z.B. an einer schweren Psychose leidet.

Nicht selten überkommt eine Psychose ein Elternteil oder Geschwister. Näher kann man einem „Psycho" wohl nicht sein!
Ohne nun lange zu überlegen könnte ich fast beschwören, dass ein ehemaliges „Großmaul" durch ein solches Ereignis plötzlich ganz kleinlaut wird und allmählich erfährt, was es mit einer Psychose auf sich hat.

Ob derjenige dann einsehen würde, was für ein dummes, idiotisches Verhalten er da einst an den Tag gelegt hatte mit seinen bescheuerten Sprüchen, bleibt fraglich.

Als Fahrgast in einem Linienbus bekam ich irgendwann zufällig eine Unterhaltung zweier Damen mit.

Sie hatten sich wohl schon länger nicht gesehen und erzählten freudig davon, wie es ihnen erging in der letzten Zeit.
Die eine fragte bald die andere danach, ob sie denn mal was von „ihm" gehört hätte, was die andere mit leiser Stimme

bestätigte und nickte.

„Der ist doch im Irrenhaus, hast du das nicht mitbekommen?"

„Wie? Irrenhaus? Ach du je... wie kommt das denn?"

„Naja, er wollte sich sturzbetrunken vor einen Zug werfen. Im letzten Moment konnte man ihn jedoch daran hindern, aber der Notarzt kam trotzdem und nahm ihn wohl mit. Danach wurde er direkt eingewiesen!"

„Oh Gott, der arme... Aber manisch-depressiv war der ja schon immer!"

Was für ein Dialog!

Dieser letzte Satz gab mir zu denken und meine Fahrt dauerte noch eine gute halbe Stunde an.

Die eine der beiden Damen wäre nicht die erste, die jemanden ganz salopp als manisch-depressiv bezeichnete, ohne, dass je eine Diagnose dahingehend bekannt war.

Interessant fand ich jedoch, dass dieser Selbstmordversuch automatisch als manisch-depressiv galt.

Etwas weiter gedacht, fiel mir schließlich auf, **dass Suizid sehr häufig in Zusammenhang mit manisch-depressiv** gebracht worden war.

Diese beiden Begriffe gehörten offenbar zusammen wie „Wasser" & „nass" - „Sonne" & „heiß" - „Eis" & „kalt"!

Erschreckend!

Zu dem Zeitpunkt wusste ich schon seit ein paar Jahren von meiner Diagnose und fühlte mich beinahe ein bisschen diskriminiert.

Die Gesellschaft wertet manches so schnell ab, verallgemeinert und pauschalisiert und vor allem unterliegt sie dem „Schubladendenken".

Den Menschen werden Vorurteile ja quasi anerzogen, indem sie bestimmten Assoziationen wehrlos ausgesetzt sind und diese sich einprägen.

So traurig das auch klingt, aber die **Menschen der heutigen Zeit verblöden zunehmend** und bemerken nicht das geringste davon. Dass sich diese am Ende für „intelligent" halten, bestätigt meinen vorhergehenden Satz.

Über etwas nachdenken muss unfassbar schwer für einige sein.
Sie hören nur, was sie hören wollen und verstehen nur das, was sie verstehen wollen.

„Immer den leichteren Weg wählen" verdeutlicht die Bequemlichkeit unserer Gesellschaft erneut.

„Den geringsten Widerstand" begehen viele, weil sie es nicht besser wissen.

Es ist einfacher, bequemer und am wenigsten anstrengend, in Unkenntnis über manches zu bleiben, als die Aneignung von ein wenig Wissen, das Lernen.

Wir alle wissen, dass lernen nicht immer leicht fällt und doch sind glücklicherweise die meisten Menschen bereit, dazuzulernen.

Unwissenheit ist keine Schande, ihr ein wenig entgegenzuwirken zeugt von Größe:

Wissen ist macht!!

Man scheitert nur, weil es leichter ist, zu ignorieren, was man nicht weiß.

Wer also den bequemeren Weg gehen möchte, möge damit glücklich werden.

Unwissen kommt Ignoranz gleich!

Man erkennt hier auf Anhieb, wie einfach man sich dieser Schwächen entziehen kann, wenn man bereit zu erkennen ist.

Dafür, dass inzwischen unzählige Menschen an einer bipolaren Störung erkrankt sind, wissen immer noch viel zu wenige, was es damit auf sich hat.
Als manisch-depressive Erkrankung ist die Störung dann schon viel geläufiger, allerdings beziehe ich das nicht auf die Symptome sondern meine damit nur den Wortlaut.

Die Allgemeinheit versteht unter „manisch-depressiv" zunächst:

Leichtsinn und Übermut, unvernünftiges Handeln, Größenwahn, „in ein Loch zu fallen" , „sich hängen lassen" , depressiv sein und den Suizid sowieso.

Viel mehr über die Erkrankung wissen wohl die wenigsten. Bei genauem Hinsehen lässt sich erkennen, dass allgemein nur negative Eigenschaften der Erkrankung bekannt sind. Das ist wahrlich traurig, schrecklich!

Gleichzeitig bestätigt das meine Erfahrungen, die ich machte, wenn ich mich und die Störung meinen Mitmenschen zu erklären versuchte!

Durch meine Offenheit ließ ich nämlich sprichwörtlich oft die

Hosen runter und erklärte unverblümt und realistisch. Dabei sprach ich positive wie negative Eigenschaften und Symptome an.
Natürlich versuchte ich, mich so kurz und kompakt wie möglich zu erklären, um Freunde, Bekannte, Familie nicht mit zu viel Inhalt zu überfordern.

Stattdessen wollte ich es rasch auf den Punkt bringen und in groben Zügen schildern, was sich in mir abspielte.
Das klang dann ungefähr so:

Ich bin offenbar wirklich gestört, aber keine Sorge. Die Störung wurde als mittelmäßig eingestuft und ich bekomme wirksame aber niedrig dosierte Medikamente, durch die ich meinen Kopf (mein Inneres) besser aufräumen und sortieren kann....

Jetzt sehe ich schon viel klarer, als vor ein paar Wochen noch. Die Erkrankung ist zwar nicht heilbar, doch es lässt sich recht gut mit ihr leben, wenn man sich ausreichend mit sich selbst beschäftigt und informiert...
Natürlich gibt es einige Einschränkungen, aber ich arbeite daran. Schlafstörungen und verschlafen am Morgen sind dabei mit das schwerwiegendste...
Meine Episoden (Phasen) wechseln sich ab, was wie lange dauert, kann ich so noch nicht sagen, da ich es selbst erst angefangen habe, zu beobachten.....

Also bitte nicht besorgt sein, wenn ich mal nicht mitlachen kann und aussehe, als wäre ich mies gelaunt oder hätte keinen Bock auf dich, das sieht nur so aus.
Im Inneren weiß ich selber gar nicht, wieso ich so düster drauf bin. Nimm das nicht persönlich, bitte.
Meine Höhen hast du bestimmt schon mitbekommen (kurze Beispiele zur Verdeutlichung), ich bin dann albern und übelst gut gelaunt, könnte Bäume ausreißen, wachse über mich hinaus,...

Es hat also alles auch seine guten Seiten und gar nicht mal wenige davon! So schlecht geht es mir nicht, eher besser, seitdem ich

283

weiß, woran ich bin.
Frag ruhig, wenn du was nicht verstehst oder wissen möchtest!

Schweigen, kurzes Überlegen, dann kam zum Beispiel eine Frage wie:

„Darfst du wegen der Medikamente denn überhaupt noch Autofahren?"

„Wie machst du das denn jetzt mit deinem Job? Schlafstörungen passt da ja nicht unbedingt hinein."

„Krass, hast du auch Halluzinationen oder so was?"

Den Suizid erwähnte man danach meist unterschwellig in einer Bemerkung wie:

„Dann hast du ja mit Sicherheit mehr als einmal Selbstmord zu begehen,...."

„Oh, das klingt nicht gut... Nicht, dass man dich irgendwann mal tot auffindet, weil du keinen Ausweg mehr wusstest!"

Das war keine Frage, sondern eine Annahme, eine Feststellung.
Man ging gewissermaßen davon aus, dass Suizid ein großer Teil meiner Erkrankung ausmachte.
Ich bezweifele auch jetzt noch im Nachhinein, dass mir keiner der fragenden wirklich abgekauft hat, dass Suizid für mich wirklich noch nie Thema war, bis heute nicht.
Mein Glaube wird zwar an anderer Stelle des Buches genauer erläutert, trotzdem noch mal dazu:

Ich bin überzeugt davon, dass mein Dasein einen Grund hat und ich zu einem bestimmten Zweck lebe. Den Sinn meines Lebens bestimme ich jedoch nicht selbst, der wurde bereits festgelegt / vorgegeben, lange bevor es mich gab.

Genauso wenig bestimme ich den Zeitpunkt oder Hergang meines Todes, denn auch das tat schon etwas (jemand) anderes.
Ich habe nicht das Recht, mein Leben selbst zu beenden, niemals und unter gar keinen Umständen!

Wenn meine Zeit um ist, endet mein Leben von sich aus, das geschieht von allein.
Solange habe ich zu leben und mir meines Lebens bewusst zu werden. Punkt!

Daran gab es nie zu rütteln und das wird auch in Zukunft so sein, da bin ich mir sicher!

Wie ich weiter oben schon schrieb: **Ich bin überzeugt.....!**
Das übertrifft den Glauben noch mal um einiges.

Neben den eher störenden Symptomen, die bei mir wahrnehmbar waren (sind), gab es jedoch auch eine ganze Reihe positiver Eigenschaften, die sich schon vor langer Zeit zeigten und bis heute sogar deutlicher, als früher.

Vielleicht gehe ich mit den Symptomen heute auch einfach nur ganz anders um, als zur Zeit meiner Diagnose oder erst recht davor noch.

Die Einstellung, aus allem das beste zu machen (zu gewinnen, zu sehen usw.) wirkte auf viele meiner Eigenschaften gewinnbringend und stellten sich mitunter sogar als vorteilhaft für mich heraus:

Aufgeschlossenheit bringt mit sich, so etwas wie Berührungsängste gar nicht erst zu empfinden.

Eine **gute Beobachtungsgabe** fördert meine Einschätzung über Verhalten oder Situationen erheblich.

Mein **Einfühlungsvermögen** ermöglicht mir das Verständnis für die Schüler und ihre Belange.

Kontaktfreudigkeit führten schon von Anfang an dazu, offen und freundlich auf jeden Schüler zugehen zu können.

Gute Zusammenarbeit auch mit den Lehrern habe ich nicht zuletzt dem zu verdanken, dass ich **kritikfähig** bin und auch an deren Meinung interessiert bin.

Aus **Liebe** zu Kindern allgemein fokussiere ich immer das Wohl eines Kindes und richte mich gern nach den jeweiligen Bedürfnissen.

Meine **gute Auffassungsgabe** erlaubt mir, mit immer mehr **Eigeninitiative** selbstständig Entscheidungen zu treffen.

Intuition spielt insofern eine Rolle, dass ich stets ein Gespür dafür habe, wie wohl oder unwohl sich ein Kind akut fühlt und was es stören könnte.

Durch meine **Warmherzigkeit** wird jedem Schüler grundsätzlich vermittelt, dass ich nicht nur eine **konsequente Autorität**sperson bin, sondern mindestens genauso gern **liebevoll** auf sie eingehe.

Umso mehr Schüler **vertrauen** sich mir zunehmend an und schildern mir mitunter persönliche und intimere Probleme, Erfahrungen, Situationen, Begebenheiten.

Mein zeitweise **lebhaftes** und **humorvolles Wesen** lässt nach außen hin vermuten, ich wäre deutlich jünger, als ich tatsächlich bin.

Elan, Enthusiasmus, Motivation und Hingabe zeichnen meine Arbeit aus und bringen meist garantiert den gewünschten Erfolg mit sich.

Meine **positive Einstellung** verleiht jedem Arbeitstag eine positive Entwicklung und entsprechende Resonanz.

Mein **Interesse** an Psyche, am Menschen, an Besonderheiten / Abweichungen,... bringt enorm viel **(fachliches) Wissen** mit sich, weil ich immer Information über alle aktuellen Anliegen einhole.

Fairness ermöglicht mir rasche Beendigung von Auseinandersetzungen.

Durch **Toleranz** bin ich befähigt, mich auf jeden gleichermaßen vorbehaltlos einzulassen.

Hilfsbereitschaft bezieht sich bei mir auf Schüler, Lehrer und andere Kollegen, was das Betriebsklima sehr angenehm macht.

Ausgeprägter **Einfallsreichtum** bringen häufig ungeahnte Ideen in mir hervor, die sich als praktisch, nützlich und förderlich erweisen

Mein **Engagement** führt zu Arbeiten außerhalb der vorgegebenen Zeit zu noch bessere Ergebnissen.

Perfektion zeigt sich in der Herstellung von Arbeitsmaterialien, Hilfsmitteln, die gern eingesetzt werden.

Emotionalität prägt mich wohl am meisten, weshalb ich **„näher an den Schülern bin"**, wofür sie sich immer wieder dankbar zeigen.

Das sind schon mal einige der angenehmen „Nebenwirkungen", mir fielen mit Sicherheit noch mehr ein, wenn ich ein bisschen überlege.

Wenn man sich diese besagten Nebenwirkungen so ansieht, könnte tatsächlich der Eindruck entstehen, ich trage eine rosarote Brille oder rede mir meine Erkrankung schlichtweg schön.
Ich jedenfalls würde sicherlich denken, dass da jemand nicht so ganz ehrlich zu sich selbst ist, sich vielleicht etwas vormacht und wohl schlimmere Auswirkungen einfach nicht sehen WILL.

Allerdings sehe ich auch die Schattenseiten bei mir und kämpfe zeitweise gegen solche, die mir die Arbeit erschweren. Auch ich quäle mich morgens hin und wieder aus dem Bett, obwohl ich viel lieber weiterschlafen würde.

Ich kenne genauso die Momente meiner Schwankungen während meiner Arbeitszeit.
Selten empfinde ich sie als wirklich störend, dennoch fallen sie mir auf, - nur mir, hoffentlich niemandem sonst.

Ich erlebe Licht genauso wie auch Schatten, begebe mich jedoch meist auf die helle Seite.

Den Schatten möglichst nur zum ausruhen zu nutzen, musste auch ich erst erlernen.

Der Zusammenhang zwischen Genialität und Wahnsinn ist doch zum größten Teil bekannt.

Während einerseits viel Sinn und Tiefgang hier

hineininterpretiert, besteht dieser Zusammenhang andererseits auch als eine Art Mythos.

Soll heißen, dass nicht jeder den Faktor **Genialität im Wahnsinn** sieht, sehen kann oder will.

Bezugnehmend auf berufliche Auswirkungen, Konsequenzen und Nachteilen muss ich gestehen, dass das Bekanntwerden meiner Störung an meinem Arbeitsplatz unbedingt vermieden werden muss.

Niemand bei mir an der Arbeit ahnt etwas von meiner Störung.
Wüsste auch nur einer davon, müsste ich mit Sicherheit um den Arbeitsplatz bangen, da man einer bipolaren Störung unweigerlich Probleme im Zusammenhang mit der Arbeit sehen...

Selbst wenn ich noch 5 weitere Bücher schreiben würde, die davon überzeugen könnten, dass jemand wie ich dauerhaft bestens geeignet für die Arbeit einer Integrationshilfe sein kann – und ich alle Bücher in hoher Anzahl unter den Kollegen dort verteilen würde – sämtliche Mitarbeiter des Betriebes und der Schule, würden mich mit dem Wissen um meine Erkrankung mit ganz anderen Augen sehen!

Meine Arbeit an sich würde mit der Zeit auch (grundlos) angezweifelt und kritisch beobachtet werden, weil diese hinsichtlich meines „Handycaps" gewertet werden würde, gleichzeitig würde mir der größte Teil meiner Verantwortung abgenommen werden, sicherheitshalber.
Das spinne ich mir nicht einfach nur zurecht, nein.

Vielmehr überdenke ich logisch die Haltung der Kollegen, die ich in der vergangenen Zeit hinreichend kennenlernen durfte. Diese Haltung zeigt hier und da, wie kontrovers ein Sinneswandel entstehen könnte, der den Umgang mit mir nur nachteilig verändern würde.

Zu Beginn meiner Arbeit, etwa ein viertel Jahr nach meiner Einstellung, unterzog ich mich der üblichen betriebsärztlichen Untersuchung, wie alle Mitarbeiter es taten.

Bereits vor dem vereinbarten Termin mit der Ärztin machte ich mir meine Gedanken dazu, wie diese Untersuchung wohl aussähe, was gemacht würde und wie lange sie dauern würde.

Ich dachte auch darüber nach, ob es sinnvoll wäre, Fragen zu dauerhafter Einnahme von Medikamenten wahrheitsgemäß zu beantworten, oder ich besser verschweigen sollte, dass ich regelmäßig Antidepressiva zu mir nahm.

Mein Mann riet mir dazu, dies nicht zu erwähnen.

Ich befürchtete jedoch, dass man durch die Blutabnahme schnell dahinter kommen würde, was ich ihnen vorher verschwiegen hätte. Ich hätte dann gelogen, über Tatsachen hinweggetäuscht.
Ehrlich währt am längsten, also besser gestehen, allerdings nur in Bezug auf eine Depression.

Damit würde ich den größten Teil der Angelegenheit ehrlich benennen und „unwesentliche Details" auslassen.
Das könnte unnötige Fragen und unangenehme Gespräche mit der Verwaltung über meine Arbeitsmoral verhindern.

Vielleicht hatte mein Mann doch recht damit, besser gar nicht erst auf das Thema einzugehen.
Die Blutuntersuchung sei schließlich auf Antikörper,

mögliche Viren, die Beschaffenheit meines Blutes und meiner Organe ausgerichtet. Nach Medikamenten würde man dort gar nicht erst suchen…

Vor Ort überlegte ich, einfach aus dem Bauch heraus zu entscheiden, wenn ich erst einmal im Behandlungszimmer wäre.

Dort startete die Untersuchung mit einem Anamnese-Bogen, ich wurde also zu meinen Gewohnheiten (Rauchen, Medikamente, Alkohol) befragt, zu erblich bedingten Erkrankungen, zu Eingriffen in meiner Vergangenheit usw. befragt.

Auf dem Bogen hakte die Assistentin jeden Punkt gemäß meiner Beantwortung ab.

Am Ende kam schließlich die Ärztin hinein und begrüßte mich in einem ungewöhnlich autoritärem Tonfall.
Die Assistentin übergab ihr den Fragebogen und fertigte dann die Spritzen, mit denen mir Blut abgenommen werden sollte.

„Haben sie ihren Impf-Ausweis dabei?"

„Nein, leider besitze ich schon länger keinen mehr. Das sagte ich der Dame aber bereits am Telefon."

„"Ach ja, richtig, die Dame war übrigens ich und ich erinnere mich. Wir wollten Tetanus bei ihnen auffrischen. Was noch?"

„Also ich weiß nur von der einen Impfung, um ehrlich zu sein."

„Naja, macht ja nichts. Die Blutuntersuchung wird genügend

Aufschluss darüber geben, welcher Impfschutz vorhanden ist und was erneuert werden muss!"

...

„Sie rauchen? Hier steht nicht, wie viel..."

„Ich komme täglich auf nicht mal 10 Zigaretten, ich würde sagen um die 8."

„Und sie trinken gar keinen Alkohol?"

„Kaum, denn ich vertrage ihn nicht."

„Hmm.... keine Drogen? Sicher nicht?"

„Natürlich bin ich mir da sicher! Außer der etwa 8 Zigaretten habe ich nicht einmal Ambitionen, welche zu nehmen."

„Gut, nehmen sie regelmäßig Medikamente zu sich?"

„Ehm... regelmäßig eher nicht, aber bei Migräne muss ich definitiv Schmerzmittel einnehmen, da reicht aber auch eine Tablette und viel Schlaf direkt im Anschluss."

„Wie oft haben sie Migräne?"

„Unterschiedlich, phasenweise bekomme ich sie beinahe wöchentlich und dann bleibt sie wieder über Monate aus, seit über einem Jahr hatte ich schon keine mehr."
„Hört sich doch gut an! Sonst keine Medikamente?"

Zögern... durchatmen.....

„Oh ja doch, natürlich nehme ich welche ein. Ein leichtes Antidepressivum, dosiert mit 20 mg."

„Wieso nehmen sie das?"

„Ich bekam sie durch einen Neurologen verordnet."

„Weswegen hat der ihnen die Tabletten verschrieben?"

wieder zögern... und Hosen runter!

„Der Doktor äußerte den Verdacht einer leichten bipolaren Störung, als ich wegen eines länger anhaltendem Tiefs in seine Praxis kam. Das ist nun zwei, drei Jahre her, denke ich. Seither nehme ich die Tabletten regelmäßig ein und bin nahezu beschwerdefrei. Immerhin konnte ich die gesamte Zeit über arbeiten ohne nennenswerte Schwierigkeiten."

„Manisch depressiv also... was haben sie sonst noch wegen ihrer Erkrankung unternommen? Haben sie eine Therapie gemacht?"

„Hmm.. leider kam es dazu nicht. Ich war längere Zeit intensiv auf der Suche nach einem Therapieplatz für mich, wollte aber Wartezeiten von bis zu einem Jahr nicht hinnehmen. Daher suche ich meinen Arzt ja auch regelmäßig auf, quasi zur Kontrolle und zur Sicherheit."

„Also keine Therapie? Sie wissen aber schon, dass ihre Medikamente durch therapeutische Maßnahmen begleitet werden müssten, oder?"

„Natürlich weiß ich das, offenbar hielt man mich trotz teilweise verzweifelter Anfragen nicht für krank genug und sah daher keine Dringlichkeit einer Maßnahme."

„Das glaube ich kaum, aber die freien Plätze sind heißbegehrt und deshalb neu belegt, bevor sie überhaupt richtig frei waren. Da haben sie wohl leider Pech gehabt oder nicht intensiv genug danach gesucht. Ich kann mir nicht vorstellen, dass für eine manisch-depressive Patientin kein freier Therapieplatz zu ergattern sein kann!"

Wieso stellte sie mir die gleichen Fragen, wie ihre Assistentin sie mir zuvor schon stellte? War das so was wie ein Test? Die Assistentin selbst sah mich sogar verwundert an, weil ich nun zum zweiten mal befragt wurde und schüttelte ungläubig den Kopf. Die Ärztin nahm das kurz zur Kenntnis und sah mich dann wieder an, was ich als herausfordernd sah.

Wie konnte die es sich wagen, meine Schilderungen derart mies zu reden und anzuzweifeln?! Ich war richtig heiß darauf, ihr nun unter die Nase zu reiben, wie unmenschlich und unverschämt die Machenschaften der Therapeuten und Mediziner mit Patienten umgingen, wie kranke, verzweifelte Patienten skrupellos abgewimmelt und vertröstet wurden. Sie (die Ärztin) scherte ich mit über einen Kamm...

seufzen...

„Ich kann ihnen versichern, dass meine Suche nicht sehr oft durch nicht vorhandenen Plätzen scheiterte. Was ich als deutlich schlimmer empfand, waren die Bandansagen. Diese nämlich betonten, dass ich außerhalb der Sprechzeiten anriefe und nannten mir entsprechend absurde Zeitangaben, die es mir ermöglichten, eine einzige viertel Stunde lang in 5 Werktagen die Chance hätte, einen Menschen ans Telefon zu kriegen. Der Zeitpunkt hierfür wurde auf Mittwoch, von 10:15 Uhr – 10:30 Uhr gelegt. Der nächste Therapeut zog den Dienstag vor, immerhin von 12:00 Uhr – 12:30 Uhr, also doppelt so lang.

Ein weiterer legte seine Sprechzeiten auf Donnerstag, seltener gab es Praxen mit Sprechzeiten an ganzen zwei Tagen die Woche, dann von 8:00 Uhr – 9:00 Uhr.. und so ging das endlos weiter. Davon überschnitten sich viele zeitlich, sodass ich selektierte und Woche für Woche systematisch meine Therapeuten-Liste abtelefonierte und meine nächsten Telefonate kalendarisch akkurat auflistete, nur keine Sprechzeiten verpassen.

Meine Notizen hierzu wurden unleserlicher und gerieten so durcheinander, dass ich beim zweiten mal, als ich eine Sprechstundenhilfe an der Strippe hatte, wirklich ausfallend wurde. Ich erklärte ihr, wie unverschämt ich das fand, dass man verzweifelten Menschen durch ein solches System jeden Willen nahm. Außerdem wies ich sie auf ihre Verantwortung gegenüber ihrer Patienten hin, die durch das hinhalten und geänderten Sprechzeiten regelrecht verzweifeln. Kein Wunder, dass über immer mehr Suizid-Opfer berichtet würde."

Augenbrauen heben, Skepsis...

,,Na sie nehmen den Mund aber ganz schön voll, finden sie nicht? Über deren Verantwortungsbereich zu urteilen klingt schon sehr anmaßend, das muss ich ihnen so sagen."

Große Augen, Entsetzen...

,,In diesem Moment war mir offen gesagt herzlich egal, wie anmaßend ich geklungen haben muss, glauben sie mir! Niemand sucht sich aus, dass er gerade einen Therapieplatz braucht, ganz sicher nicht. Vielmehr wünscht er sich sehnlichst, dass ihm geholfen wird.
Er sucht nämlich nicht zum Spaß, wissen sie?

Irgendwann reißt jeder Geduldsfaden und meiner war mal sehr fest und stabil! Auf meinen Tonfall achte ich in einem Moment der unkontrollierten Wut und teile mich entsprechend mit. Komischerweise verschlug das dem

Fräulein am Telefon offensichtlich die Sprache, denn außer einem leisen Stammeln vernahm ich nichts weiter..."

„Ich wollte ihnen damit ja auch nicht zu nahe treten. Das war lediglich mein Standpunkt. Wie auch immer....
Zur Therapie kam es bei ihnen also nicht, richtig?"

Ich dachte, sie würde mich verarschen wollen und so starrte ich sie auch an.
Aber okay, ist ja nicht so, als hätte ich nicht schon zweimal klar und deutlich mit NEIN geantwortet... eine Begründung hatte ich ihr nämlich noch gratis dazu geliefert!
Da fragt die allen Ernstes noch ein drittes mal nach? Ich glaub' das jetzt nicht! Echt nicht!

„Nein, immer noch nicht, wie sie wissen." (ich war mir sicher, sie wusste... sie fragte des Fragens wegen noch mal nach).

Freundliches lächeln...

„Ehrlich gesagt bin ich nicht sicher, ob die Entscheidung, ihnen davon zu erzählen, wirklich die richtige war. Das meine ich nicht persönlich, nur... „

„Ja, gut... ich sage ihnen ganz ehrlich: eine Schulbegleitung mit bipolarer Störung, das geht nicht! Sie können sich sicherlich denken, wie ich das meine, immerhin sollten sie ihre Krankheit wohl am besten kennen. So jemanden kann ich nicht mit Kindern arbeiten lassen. Das Risiko kann und will ich einfach nicht verantworten. Ich hoffe, sie verstehen das! Sie haben nicht einmal therapeutische Maßnahmen für sich beansprucht."

Entsetzen, Panik, durchatmen,... und los!

„Ist das ihr Ernst? Das geht nicht, die Arbeit bedeutet mir

wirklich sehr viel, ich liebe meine Arbeit und darf sie auf keinen Fall verlieren, nur weil ich eine leichte Störung ehrlich geäußert habe.
Dafür nun auch noch gestraft zu werden, kann ich nicht nachvollziehen. Es besteht absolut kein Grund, der den Rücktritt meiner Arbeit rechtfertigen könnte. Unfassbar!"

...

„Entschuldigen sie bitte meine bescheuerte Frage, aber... haben sie mir eben eigentlich zugehört oder bilde ich mir das ein? Ich weiß nicht genau, worauf sich ihre Aussagen bezüglich mir und meiner Störung beziehen, aus meinen Angaben und Erzählungen jedenfalls nicht!
Ich habe ihnen sachlich und wahrheitsgemäß auf ihre Fragen geantwortet, teilweise sogar doppelt und dreifach. Sie sprechen von mir, wie von einer armen Irren, als wäre ich total unberechenbar! Eine leichte Störung habe ich erwähnt und umschrieben. Was daran haben sie denn nicht verstanden?"

weiter Kopfschütteln, seufzen..

„Gut, wenn sie sich das zutrauen, ihr Risiko, nicht meins. Dann will ich sie hier aber jedes Jahr einmal sehen. Das behalte ich im Auge. Können wir uns darauf einigen?"

„Ja sicher, dazu bin ich gern bereit, eine jährliche Kontrolle bietet ja auch mir Sicherheit gewissermaßen."

„Und wenn sie zwischendurch eine Auszeit brauchen, gehen sie ruhig an die frische Luft, auch was länger, falls sie das wollen. So kommen sie etwas ausgeglichener durch ihren Schultag.... nehmen sie das Kind ruhig auch mal mit, es kann ja nicht schaden...."

Wie war DIE denn jetzt drauf?

Ich dachte noch eine ganze Weile darüber nach, wer von uns beiden den richtigen Schaden hatte, die Ärztin oder ich!

Diese Überleitung zu frischer Luft passte überhaupt nicht zu den vorangegangenen Ausführungen über ihr NEIN zur Eignung als Schulbegleiterin. Davor kommentierte sie meine Ausführungen vorwurfsvoll und trocken...

Ich konnte nicht erwarten, raus aus dem Gebäude zu sein, ich hatte das dringende Bedürfnis nach Luft und einer Zigarette.

Vielleicht hatte ich einfach einen schlechten Tag erwischt, was die Ärztin betrifft. Womöglich war sie eben so von ihrer Art her, meinte es aber nicht persönlich.

Was auch immer der Grund für ihre Reaktion auf meine Beichte war, mir jedenfalls ging der blöde Termin gar nicht mehr aus dem Kopf. Ich ging davon aus, dass sie sich die Angaben tatsächlich notiert hatte, dass sie gewiss auch einen Vermerk darüber machte, weshalb ich mich jedes Jahr dort blicken lassen sollte.

Vor allem war ich davon überzeugt, dass meinem Arbeitgeber von der betriebsärztlichen Untersuchung unterrichtet werden würde. Immerhin hatte ich ja den Anlass zur Berichterstattung selbst gegeben.
Wie bescheuert muss man denn sein?!

Nichtsdestotrotz stehe ich nach wie vor zu der Haltung, dass „mit offenen Karten spielen" nie falsch sein kann.
Mag sein, dass manche Informationen unpassend für den jeweiligen Anlass scheinen.
Ja, vielleicht hätte ich meine ehrlichen Aussagen etwas

dosierter treffen sollen.

(Wie so oft denke ich hinterher darüber nach, ich hätte lieber anders handeln sollen.)

Doch was mich sehr viel mehr beschäftigt hatte, war der Gedanke daran, wie wohl mein Arbeitgeber reagieren würde, wenn er erst von mir unterrichtet worden war. Darauf würde mit Sicherheit ein ernstes Gespräch folgen!

Ich schob meine Befürchtungen zunächst zur Seite und beschloss, einfach abzuwarten, bis man sich bei mir melden würde.
Bis dahin würde ich meiner Arbeit weiterhin gewissenhaft und engagiert nachgehen, wie gehabt.
Sobald ich von meiner Chefin angerufen wurde (aus unterschiedlichen Gründen), rechnete ich damit, im Betrieb erscheinen zu müssen.

Einmal musste ich dann tatsächlich dorthin, um etwas zu unterschreiben und ein anderes mal fand eine Schulung statt, zu der ich eingeladen wurde. Das war's schon, weiter geschah nichts...

Nach zwei Jahren etwa wechselte der Betriebsarzt schließlich, vielmehr die Ärztin.

Während einer Unterhaltung mit alten und neuen Kollegen kam eine solche Untersuchung zur Sprache. Es ging darum, dass man dazu nun woanders hin musste, sowie die Frage, wie oft eigentlich so eine Untersuchung stattfände.

Im gleichen Moment fiel mir meine letzte ein und ich überlegte, wie weit die Untersuchungen generell auseinanderlagen, wann der Betrieb die nächste anordnete.

Laut der ehemaligen Ärztin hätte ich das von ihr geforderte Jahr längst um und müsste schnellstens wieder hin.

Um Gewissheit zu haben, rief ich kürzlich im Betrieb an und fragte einfach nach.

Eine freundliche, weibliche Stimme aus der Verwaltung schaute nach, wann ich wieder mit einer Untersuchung dran wäre.

Sie konnte ersehen, dass ich im März vor 2 Jahren dort gewesen wäre und ich erst wieder im März 2017 hin müsste. Das notierte ich mir, bedankte und verabschiedete mich und wir beendeten das Gespräch.

In 2 Jahren findet für mich erst wieder eine Überprüfung durch den Betriebsarzt statt!
Endlich Gewissheit! Vor allem liegen dazwischen ja 4 Jahre, was dem regulären Abstand entspricht für Mitarbeiter meiner Tätigkeit.

Das würde ja bedeuten, dass im Betrieb selbst weder einen Vermerk, noch gesonderte Informationen über meine bipolare Störung bekannt waren bzw. sind.
Damit fiel mir ein riesiger, schwerer Stein vom Herzen...

Was hätte ich zu befürchten, wenn meine Erkrankung betrieblich bekannt würde?

Zu 100% kann ich natürlich nicht wissen, ob ich überhaupt etwas zu befürchten hätte. Seitdem ich dort Mitarbeiterin war, sprach ich bereits mit einer Vielzahl von weiteren Mitarbeitern des Betriebes. Diese waren stets sehr zugänglich, wohlwollend und freundlich zu mir.

Bei Schwierigkeiten reagierte man immer verständnisvoll und blieb loyal. Für die Beschäftigung außerhalb der mir zugeordneten Stundenanzahl (die Vertretung eines Kollegen oder Arbeit, die nach Feierabend zustande kam) wurde Dankbarkeit und Anerkennung sehr deutlich zum Ausdruck gebracht.

Erst vor wenigen Wochen erreichte uns Integrationshilfen ein Schreiben des Betriebes, aus dem eine Gehaltserhöhung hervorging, die wir sogar rückwirkend angerechnet bekommen sollten.

Am Schuljahres Ende bekam ich erneut ein Schreiben, dieses mal jedoch mit der Information über eine Sonderzahlung an mich in nicht unbeträchtlicher Höhe!
Diese nämlich entsprach etwa 75% meines monatlichen Grundgehaltes.

Noch deutlicher kann man die Wertschätzung seiner Mitarbeiter wohl kaum formulieren, oder?

Trotzdem bezweifle ich, dass die Nachricht über meine Störung so gar keine Konsequenzen für mich hätte. Sie würde schon mal nicht positiv aufgenommen werden, das meine ich fast sicher.
Man beachte, dass ich mit Kindern und Jugendlichen arbeite, die selbst psychisch labil sind in irgendeiner Form.

Meine Vorgesetzten würden meine Arbeit ganz anders auffassen.

Normalerweise berichte ich ungehemmt von besonders bewegenden Ereignissen und Situationen im Zusammenhang mit den Schülern.
Dabei hört man mir aufmerksam zu, nimmt meine

Ausführungen zur Kenntnis und vertraut auf das, was ich erkläre oder anmerke.

Dementsprechend wird dann meist auch reagiert, sodass ich das Gefühl vermittelt bekomme, es bestehen nicht die geringsten Zweifel an meiner Haltung.
Mir wird uneingeschränkt geglaubt, denke ich.

Meine Bipolare Störung in den Raum zu werfen, würde alles verändern.
In den Augen der Vorgesetzten, auch der Lehrer oder sonstigen Verantwortlichen würde meine Wahrnehmung auf jeden Fall in Frage gestellt werden.

So sähe ich beispielsweise Übergriffe der Kinder „viel zu eng" oder ich nähme Ablehnung etc. viel zu persönlich.

Meine Empfindungen würden sich durch zu starke Befangenheit für sie erklären; somit hätten Kollegen wie Vorgesetzte sehr bald den Eindruck von mir, ich wäre krankheitsbedingt übermäßig emotional.

Das gäbe bestimmt Anlass zur Befürchtung, ich hätte mich auf Dauer nicht immer im Griff oder drohte, die Beherrschung über mich zu verlieren.

Für den Fall, ich würde die Sorge über ein Kind äußern, könnte man das als übermäßig ängstlich interpretieren, ich würde nicht ernst genommen.
Vielleicht würde schnell der Eindruck von mir entstehen, ich reagiere panisch, ich wäre durch paranoide Wahnvorstellungen eine Gefahr für ein Kind.

Mein Äußeres würde ständig darauf zurückgeführt werden, wie depressiv oder hypoman ich derzeit wäre. Einmal nicht geschminkt hielten mich die Kollegen für total übermüdet.

Wenn mir vor Rührung schon mal die Tränen kommen, kämpfe ich innerlich schon ein bisschen um meine Fassung, was aber für mich schon normal ist. Ich kenne mich nicht anders!

Emotionen stehen mir sehr klar im Gesicht geschrieben und sind nicht zu übersehen. Nach außen hin macht mich das zu jemandem mit einem großen Herzen.
Ich wirke sehr gefühlvoll auf meine Mitmenschen, warmherzig, sehr empathisch. Das finden sie sympathisch und authentisch.

Mit Hinblick auf die Erkrankung sähe all das wiederum zu sensibel, labil, kaum belastbar. Vielleicht würde man mich sogar in gewisser Weise für distanzlos halten und meine Kompetenzen aufgrund dessen in Frage stellen.

Angenommen, eine Schülerin überreicht mir zum Ende des Schuljahres eine Blume, verabschiedet sich von mir und umarmt mich mit den Worten: „Wir lieben dich und möchten gar nicht, dass du gehst!".

So ähnlich ergab es sich tatsächlich einmal für mich und selbstverständlich rollten auch mir dabei dicke Tränen an den Wangen hinunter. Allein das Blümchen rührte mich vorab, weil es liebevoll von den Kindern hergerichtet war und nun so fest von der Schülerin umklammert wurde in diesem Moment, dass ich zwar Tränen ließ, dabei aber auch lachen musste.

Erleichtert erkannte ich im gleichen Moment, dass 6 oder 7 weitere Kolleginnen genauso zu Tränen gerührt waren. Also: alles gut!

Das erste, was den Leuten wohl an mir auffiele, wäre das Zittern meiner Hände. Die hinzukommenden Tränen würden mich betroffen, bestürzt wirken lassen und erweckten den Eindruck, ich wäre nervlich wohl sehr angeschlagen. Damit ich nicht umzukippen drohte, würde man mir einen Stuhl zur Seite stellen...

Freude und Rührung als positive und durchaus angebrachte Gefühlsregungen werden anders interpretiert, wenn eine psychische Störung vorliegt, nämlich als: Überforderung und Gefühlschaos z.B.

Zitternde Hände sind in emotionalen Momenten keine Seltenheit, man ist eben aufgebracht, überwältigt.
Bei einem „gestörten" Menschen sieht man darin Kreislaufprobleme, befürchtet Panik und umkippen.

Physisch gesehen macht es kaum einen Unterschied, ob jemand psychisch stabil oder eher labil („gestört") ist: in beiden Fällen geschieht bei bewegteren Gefühlsausbrüchen in etwa das gleiche.

Bei schwerwiegenden Störungen ereignen sich gewiss manche Vorgänge, die sehr viel extremer vonstatten gehen.

Panik etwa kann zu Schweißausbrüchen von unterschiedlichem Ausmaß führen; bis hin zu „klatschnass geschwitzt" sein mit der entsprechenden Röte der Haut und ggf. zu Atemnot oder Hyperventilieren.
Dafür muss man nicht einmal zwingend an einer psychischen Erkrankung leiden.

Dieses Klischee-Denken ist den Menschen noch nicht einmal vorzuwerfen.

Eine kranke Psyche bringt zweifellos gewisse Einschränkungen mit sich. Wie gravierend sich diese zeigen, hängt von der Art und dem Grad der Erkrankung ab, sowie vom Menschen selbst.

Daher lassen sich Beeinträchtigungen nicht so einfach verallgemeinern.
Realistisch betrachtet wird jedoch automatisch pauschalisiert, je nach dem, wie sehr man geprägt ist durch Vorurteile & Vorbehalte.

Also könnte ich mögliche Vorbehalte meines Arbeitgebers sogar nachvollziehen.

Was man auch erklären oder anbringen wollte, es würde diese Vorbehalte nicht aus den Weg räumen.

Womöglich findet sich in Zukunft irgendwann ein Weg, die Menschen aufnahmefähiger und offener werden zu lassen.

**Der Mensch kann sich nur selbst öffnen,
jedoch nicht durch einen anderen geöffnet werden.**

Man kann niemanden von etwas überzeugen, wenn schon die Grundhaltung dazu generell gegenteilig ist.

Die Erfahrungen allein kann kann die Wahrnehmung verändern.

Erfahrungen müssen dabei zu aller erst zugelassen werden, was wiederum die Bereitschaft dazu erfordert.

„Überzeug mich vom Gegenteil!" - wird nur allzu gern gefordert.

„Öffne Dich!" - ist das einzige, was ich dem entgegenzusetzen hätte.

Wer schon sein ganzes Leben lang eine tiefe Abneigung gegen Blumenkohl hegt, nimmt das Gemüse in jeder Hinsicht als schlecht wahr. Geruch und Geschmack sind Träger der negativen Wahrnehmung.

Erste bzw. häufige Erfahrungen durch die Wahrnehmung könnten Übelkeit, Sodbrennen, Erbrechen sein.

Das sind ganz klar unangenehmen Erfahrungen, ganz im Gegenteil!

So jemand würde wohl besagten Blumenkohl immer ablehnen, vehement verweigern.
Man könnte ihm nun gesundheitliche Eigenschaften ansprechen, um vom Gegenteil zu überzeugen.

Mit der Übelkeit als automatischer Hintergedanke, würde man diese Eigenschaften nie anerkennen.

Da es außerdem zahlreiche andere Arten von Gemüse gibt, die alternativ genauso gesunde Eigenschaften zu bieten haben, wäre jeder Versuch zur Überzeugung von Blumenkohl zwecklos!

Mit Vorurteilen, Vorbehalten und Klischees verhält es sich vom Prinzip her genauso...

Wir sollten darauf hoffen, dass sich mit der Zeit immer mehr Menschen bereit dazu sein werden, sich für andere Wahrnehmungen, neue Seiten, mehr Wissen zu öffnen.

Familie und Partnerschaft mit BPS

Partnerschaft, wie viel davon ist „Störung"?

In wenigen Tagen schreiben wir unseren 7. Hochzeitstag. Insgesamt sind wir im kommenden Herbst seit 10 Jahren zusammen, also ein Paar.

Es dürfte hinreichend bekannt sein, dass sich eine bipolare Störung innerhalb einer Beziehung sehr deutlich zeigt und dementsprechend Schwierigkeiten hervorbringen kann.

Eine BPS geht weder spurlos an einem selbst vorbei, noch am Partner bzw. an der Familie.

Zum einen ist es definitiv eine Herausforderung für einen „gesunden" oder anders denkenden Menschen eine Beziehung mit einem BPS - Betroffenen zu führen und zum anderen empfindet ein Betroffener das Zusammenleben häufig sowieso schon nicht partnerschaftlich genug.

Um meinem Partner klarzumachen, wie ich nun tatsächlich ticke, sollte ich mich zunächst einmal selbst gut genug kennen.

Stimmungsschwankungen sind schwierig nachzuvollziehen für jemanden, der selbst recht bodenständig ist und solche gar nicht kennt.

Genauso schwierig ist für denjenigen, dessen Stimmung instabil ist und von jetzt auf gleich wechselt, sich davon nichts anmerken zu lassen oder sein Umfeld nicht zu sehr damit zu belasten.

Wie sollte auch ein gesunder Mensch mit dem ständigen Wechselbad meiner Gefühle umgehen, wenn nicht einmal ich selbst das kann?

Man stelle sich nun vor, dass der **Partner eines bipolaren Menschen selbst auch unter einer Störung leidet...**
Ein Alptraum, oder?

Rücksicht und Verständnis müssten doppelt aufgebracht werden, was umso mehr Geduld erfordert.

Wenn sich zwei Menschen wirklich lieben, dürfte eine Partnerschaft sicherlich möglich sein, auch zwischen zwei gestörten Persönlichkeiten.

Allerdings darf man sich das keineswegs einfach vorstellen, denn jeder bringt ausreichend Voraussetzungen mit, die sich immer wieder problematisch auf die Beziehung auswirken können.

Ob und wie man bei der Wahl seines Partners richtig vorgehen kann, fällt mir schwer zu sagen.

Spiele ich beim Kennenlernen mit offenen Karten und mache meinem Auserwählten von vornherein klar, was ihn erwartet, wenn er sich auf mich einlässt?

Behalte ich mein Wissen um eine Störung vielleicht doch besser vorerst für mich, um schlafende Hunde nicht zu wecken und mir die Chance auf „die große Liebe" nicht direkt zu verbauen?

Im Folgenden erzähle ich von meiner jetzigen Partnerschaft, wie alles begann und welchen Verlauf sie nahm.
Dort wird schnell deutlich, dass sowohl mein Partner als auch ich zu Beginn schon geäußert hatten, dass wir „etwas anders ticken", als die meisten anderen.
Genauso zeigt sich, wie sehr wir wohl beide unterschätzt haben, was ursprünglich gemeint war.

Kennenlernen im Internet

Kein Scherz!
Ich begegnete meinem Mann tatsächlich zum ersten mal

im Internet. Er fiel mir zunächst durch sein flegelhaftes Verhalten in einem öffentlichen Chat auf.

Jedes Mitglied konnte neben seinem „Namen" (einem Pseudonym) auch die Schrift und deren Farbe wählen, durch welche er dann im Chat besser von den übrigen Mitgliedern zu unterscheiden war.

Wenn „ER" sich an den jeweiligen Gesprächen beteiligte, sah ich buchstäblich rot, denn genau das war seine Farbe.

Ich nahm seine Beiträge zuerst grundsätzlich als störend wahr, denn er geizte nicht gerade mit ordinärer Wortwahl und provokanten Äußerungen.

„Tach, Ihr Schlampen!" - so etwa sah eine Begrüßung von ihm aus.
Als friedliebender Mensch, wie ich einer bin, konnte ich mit seinem Geschwätz daher so gar nichts anfangen und war bemüht, ihn lieber zu überlesen.
Schließlich gab es zahlreiche weitere Mitglieder, die ich nach und nach kennenlernte und mit welchen ich mich deutlich freundlicher austauschte.

Ich muss ihm durch meine unbefangene und lebensfrohe Art, mich zu äußern, recht bald aufgefallen sein, weswegen er durch weitere Provokationen versuchte, mich indirekt anzusprechen.

Da ich die Funktionen des Chats damals noch gar nicht genau kannte und entsprechende Einstellungen vorgenommen hatte, befand sich der Typ schon nach kurzer Zeit in meiner „Freundesliste".

Um die Liste für mich komplett sichtbar zu machen (sie hervorzuheben), musste ich diese anklicken.

Dabei klickte ich jedoch einige male versehentlich ihn an, wodurch sich ein kleines Fenster öffnete, in dem man dann privat miteinander chatten konnte.
Dieses kleine „private" Fenster öffnete sich jedoch im selben Moment auch bei ihm...

So klickte ich das Fenster einfach wieder weg und nahm an, dass es sich damit erledigt hatte.

Mit so einem Widerling wollte ich mich nicht privat unterhalten, wozu auch? Ich ließ mich ja selbst im Chat nicht auf seine Äußerungen ein, meistens jedenfalls.

Doch dann kam zunehmend mehr das Bedürfnis in mir auf, ihn mal auf sein menschenfeindliches Verhalten aufmerksam zu machen.

Also schrieb ich in den Chat hinein:
„Was macht dich eigentlich zu einem solchen Arschloch? Du scheinst ja da irgendwo in einer Ecke zu sitzen und

förmlich darauf zu warten, dass jemand dir die Vorlage für deine blöden Sprüche bietet!"

„Hahahahahaha, mich macht keiner dazu, ich BIN ein Arschloch und zwar aus Überzeugung!"

Nur wenige Tage später schrieb er mich dann privat an. Er sprach mich auf irgendwelche Zeilen an, die ich im Chat von mir gegeben hatte.

Zuerst war ich noch recht abweisend, doch je freundlicher er sich allmählich mir gegenüber zeigte, umso interessanter erschien mir der Typ.
Ich wurde zugänglicher und wir wurden innerhalb kürzester Zeit sehr persönlich im Umgang miteinander.

Er erwies sich als richtig guter „Online-Freund", mit dem ich allerhand weitere Funktionen ausprobierte (Video-Chat z.B.), wobei wir uns sehr amüsierten.

Irgendwann telefonierten wir sogar miteinander und das sehr ausgiebig, über viele Stunden hinweg, einmal sogar die ganze Nacht lang. Hoch lebe mein DSL-Anschluss, der mir dies ermöglichte, ohne dass dabei Mehrkosten zustande kamen.

Mittlerweile wurde das ganze dann doch recht intim, wie ich fand. Im Grunde zweifelte ich ein bisschen an meinem

Verstand, da ich einem Fremden so bereitwillig meine Telefonnummer gab und ihm sogar häufiger Einblicke in mein Wohnzimmer gewährte.

Auch ihm schien nicht ganz geheuer zu sein, wie gut wir uns verstanden hatten, sodass er eines Tages nur schrieb, er melde sich nun ganz und gar ab und wolle aufhören, „im Internet zu leben".
Es gäbe noch ein Leben für ihn da draußen, an das er sich besser halten sollte, anstatt sich hier mit Frauen zu amüsieren, die sowieso „am Arsch der Welt" lebten...

Ich war schockiert!

Nun hatte ich mich so sehr an ihn gewöhnt und freute mich im Grunde beim Hochfahren meines Computers vorwiegend darauf, ihn zu lesen, zu sehen. Und nun wollte er sich einfach aus dem Internet löschen?

Natürlich hinterfragte ich, warum er auf einmal so entschieden hatte, ob er sich vielleicht unglücklich in jemanden verliebt hatte, dass er quasi aus Kummer heraus so handelte.

Mir gab dieser Schrecken irgendwie auch zu denken und ich sah, wie recht er im Grunde hatte. Außerdem realisierte ich so langsam, dass auch ich sehr viel mehr von ihm angetan war, als mir lieb war.

Wir entschieden bald darauf, uns unbedingt auf realem Boden zu treffen, da wir nun beide wissen wollten, woran wir tatsächlich waren.
Also verabredeten wir uns, ich sollte das Wochenende darauf zu ihm nach A besuchen.

Ich kniff jedoch am gleichen Morgen, hatte irgendwie Hemmungen, eine Reise von 300 km anzutreten für jemanden, den ich zuvor noch nie gesehen hatte (jedenfalls nicht real!).

Er ließ sich jedoch nicht so leicht abspeisen und erklärte, er würde selbst die Reise antreten, und zwar zu mir nach K, mit seinem Sohn zusammen.
Meine Kinder würde ich am besagten Wochenende auch bei mir haben, sodass wir uns gewissermaßen in Sicherheit wogen.

Spätestens, wenn nämlich eins der Kinder sich unbehaglich fühlen würde, müssten wir das ganze unterbrechen und er würde wieder heim fahren.

Der erste Besuch war voll ins Schwarze getroffen, mitten ins Herz und zwar bei uns beiden.
Die Kinder verstanden sich untereinander auch prima und so ergaben sich auch weitere Besuche, abwechselnd bei ihm und bei mir.

Dauertelefonate und der virtuelle Austausch bewirkten, dass wir uns sehr schnell sehr viel näher sein wollten, als das zur Zeit der Fall war.
Etwa vier Monate später bezog ich mit meinen Kindern eine Wohnung in seinem Mehrfamilienhaus.

Akzeptanz & Toleranz

Natürlich kannten wir einander trotz der vorherigen Entfernung zueinander doch ziemlich gut. Wir gaben einander schon während der ersten, persönlicheren Unterhaltungen zu verstehen, dass ich quasi „einen an der Klatsche habe" und er ein „Psycho" sei.
Das machte uns für den jeweils anderen wohl umso interessanter, daher sahen wir zunächst keine Probleme darin.

Wie sehr diese Vorwarnungen den Tatsachen entsprachen, sollte sich später erst noch zeigen.

Die Macken des anderen hielt uns beide nicht davon ab, ein Familienleben miteinander anzustreben, im Gegenteil: erst diese „Verrücktheit" ließ die Sache noch viel faszinierender für uns erscheinen.

Natürlich zeigte sich bald, dass die Akzeptanz seiner

betonten „Gefühlskälte" für mich doch schwieriger wurde, doch wir lernten uns so kennen, daher sollte ich nun nicht allzu überrascht darüber sein.

Wir verbrachten genügend Zeit zu zweit, in denen auch er sich emotionaler zeigte, als sonst üblich war. Deshalb konnte ich ganz gut verkraften, dass er im alltäglichen Miteinander weniger gefühlvoll war.

Anfänglich schien mir auch entgangen zu sein, dass er weniger der Typ war, der gern ausging zum Tanzen und Feiern.
Die ersten beiden male zeigte er sich noch recht interessiert und ging mit mir und weiteren Freunden mit raus, danach jedoch hielt er sich zunehmend zurück, blieb zu Hause.

In Anbetracht dessen, er müsse morgens früh raus um zu arbeiten, verstand ich auch das noch recht gut. Er ließ mir schließlich meine Freiheiten und freute sich über mein Erscheinen am Morgen, wenn ich ihm Kaffee ans Bett brachte.

Er störte sich irgendwann an den von mir gern erhaltenen Besuchen. Gesellschaft war mir immer sehr wichtig und ich fühlte mich wohl unter Menschen.
Wenn ihm nicht nach Besuch war, zog er sich eben in seine Wohnung zurück, daher war auch das ganz gut

tolerierbar.

Der Mann war schon immer bekennender Choleriker; das passte zwar nicht wirklich zu meiner eher ruhigen und umgänglicheren Art, mit Menschen umzugehen, jedoch lernte ich bald, dass sein Motzen und Maulen nicht persönlich gegen mich gerichtet war.
Damit war auch diese Angelegenheit hinnehmbar für mich.... vorerst jedenfalls.

Er war z.B. immer schon der **sachliche Typ**, gerade aus und objektiv in seinem Handeln.

Ich war schon immer die **total Emotionale**, sehr gefühlsbetonte Frau, überwiegend intuitiv und impulsiv handelnd.

Ich könnte noch viel mehr aufzählen, was es zu akzeptieren galt, allerdings erfreuten wir uns insbesondere in den ersten zwei, drei Jahren so sehr an den angenehmen Seiten voneinander, dass uns die möglichen Störfaktoren kaum aufgefallen sind, geschweige denn wirklich störten.

Einigkeit und Zusammenhalt

Unsere Gegensätze befanden wir tatsächlich anziehend,

der eine profitierte gewissermaßen vom anderen. Somit ergab sich für uns zunächst die perfekte Ergänzung, die wir durch den anderen erfuhren.

Das machte uns irgendwie komplett, wir schienen durch den anderen vervollständigt geworden zu sein.
Was der eine zu wenig hatte, war beim anderen im Übermaß zu finden, eine Art Ausgleich sahen wir darin oft nur schwer und auch nur durch viel Wohlwollen, der Beziehung gegenüber.

Unsere Beziehung wuchs allmählich immer fester zusammen und wir genossen die Gegenwart des anderen sehr.
Zwar lebten wir in getrennten Wohnungen, diese waren jedoch lediglich zwei Etagen voneinander entfernt.

Nach außen hin wirkten wir wie das perfekte Paar, man nahm uns vorwiegend harmonisch und im Einklang miteinander wahr.
Wo wir zusammen auftauchten, waren wir zwangsläufig der Mittelpunkt, der alle Aufmerksamkeit auf sich zog.

Unser gemeinsamer Humor und die aufgeschlossene Art, wie wir auf Menschen zugingen, befand man als sympathisch und authentisch.

Wir hatten sowohl einen gemeinsamen Bekanntenkreis,

als auch unabhängig voneinander soziale Kontakte, die wir pflegten.

Diese Kontakte zu gemeinsamen und getrennt gepflegten Freunden und Bekannten bröckelten jedoch nach einiger Zeit aus unterschiedlichsten Gründen.

Auch zeigten sich die Folgen der Gegensätzlichkeiten unserer Persönlichkeit und unsere Partnerschaft erschien zunehmend komplizierter zu werden.

Unsere Entwicklung

Eigentlich hätten wir beide damit rechnen müssen, dass uns die einen oder anderen zwar einerseits für unsere „Einheit", die wir bildeten, bewunderten, sich jedoch bald darauf ganz anders uns gegenüber zeigten.

Einige begannen, zwischen uns zu intrigieren, sodass Streitigkeiten praktisch vorprogrammiert waren. Solche, die versuchten, uns gegeneinander auszuspielen, waren trotz allem Zusammenhalt mehr oder weniger erfolgreich in deren Tun.

Was uns zudem sehr geprägt hatte, war die Haltung seiner mit im Haus lebenden Eltern, die mich zunächst zwar freundlich aufnahmen, meine Kinder und mich schließlich zunehmend terrorisierten und ablehnten.

Selbst zum heutigen Zeitpunkt bin ich nach wie vor sehr stolz und dankbar darum, dass mein Mann (damals Freund) sich für mich bzw. uns entschied und dies auch ganz klar zum Ausdruck brachte.

Dennoch belasteten soziale Umstände unser Zusammenleben zusehends.
Freundschaften brachen auseinander, Misstrauen hielt bei uns Einzug und ein richtiges Zusammenleben schien zunächst unmöglich.

Trotzdem heirateten wir, da wir uns hiermit unsere Zusammengehörigkeit weiterhin verdeutlicht sahen und „das Band" zwischen uns mehr stärken, festigen wollten.

Im Laufe der Jahre traten erneut Probleme in unserem Zusammenleben auf, die wir wahrscheinlich nicht kommen sehen wollten oder verdrängten, weil sie uns einfach noch nicht gravierend genug erschienen.

Jeder von uns war stets bemüht darum, gewisse Eigenschaften des anderen in Kauf zu nehmen und zu berücksichtigen, wie sehr wir einander ja schließlich liebten.

Mein Mann definierte „wahre Liebe" , indem er alle

vorhandenen Eigenschaften seines Partners lieben lernte, die guten wie die schlechten.

Wir machten beide häufig deutlich, uns für niemanden auf der Welt verändern oder verbiegen zu wollen. Echte Liebe erfordere auch die Akzeptanz des „nicht perfekt sein" seines Partners.

Diese Sichtweise schien mir sehr logisch, auch ich ging immer davon aus, dass Liebe sozusagen die Makel einer Persönlichkeit so sehr abschwächen würde, dass diese kaum mehr zu verspüren sein würden.

Je intensiver ich jemanden liebe, umso weniger störend empfinde ich seine Eigenschaften, so negativ ich diese auch manchmal empfinden mag.

Kindererziehung

Der wohl häufigste Grund zu streiten lag in den Unterschieden, wie wir unsere Kinder erzogen hatten. Wir versuchten uns anfangs noch, möglichst einig zu werden, was jedoch immer weniger gelingen wollte.

Unsere Ansichten waren einfach zu unterschiedlich, was immer mehr Reibereien aufkommen ließ. Die Kinder selbst entglitten in dem Trubel nacheinander, was sich weiterhin als sehr belastend für unsere Beziehung wie auch unser Familienleben erwiesen hatte.

Er war ein sehr ungeduldiger Vater, der zu schnell zu jähzornig wurde, weswegen sich sein Sohn vermehrt zurückzog, bis dieser schließlich zu seiner Mutter wollte. Ich versuchte, mit Verständnis und Regeln den Haussegen aufrecht zu erhalten, was jedoch genauso wenig funktionierte.

Am Ende waren alle drei Kinder nicht mehr bei uns, einer nach dem anderen verließ unser Zuhause, worunter wir sehr gelitten haben.

Nach einer Weile „in der Luft hängen" entschloss mein Mann sich dann dazu, ein Haus mit Grundstück zu erwerben, um dort vielleicht noch einmal etwas wie Familienleben zu ermöglichen.

Das Haus barg sehr viel Arbeit in sich, welche er allein kaum bewältigen konnte, doch es nahm immer mehr Form an und die Kinder schlossen sich uns nacheinander an.

Mein Sohn fand nie einen Draht zu meinem Mann, hat auch heute noch ein gespaltenes Verhältnis zu ihm. Das allerdings nahm ich so hin, da er inzwischen erwachsen ist und versucht, sein Leben für sich selbst zu meistern.

Ein Tragischer Unfall mit Folgen

Seit dem Unfall ist nichts mehr so, wie es mal war.

Mein Mann befürchtet bis heute noch, ich hätte dieses Ereignis noch gar nicht verarbeitet, sondern nur verdrängt.
Natürlich war der Moment, in dem er reglos auf der Wiese im Garten lag, extrem schockierend, traumatisierend für mich.
Ich hatte schreckliche Angst, mein Mann würde nicht mehr aufstehen.

An diesem Tag wurde offensichtlich sein gesamtes Hirn durchgeschüttelt, er war nicht mehr er selbst.

Er erinnerte sich plötzlich genau an seine Zeit als Soldat bei der Marine, von der er ständig und unaufhörlich erzählte. Auf einmal galt sein ganzes Interesse ausschließlich der Bundeswehr, den Soldaten, Einsätzen und Waffen.

Seine Recherchen im Internet führten ihn an Kontakte zu ehemaligen Kameraden heran, mein Mann war nun in sämtlichen Gruppen im Sozialen Netzwerken unterwegs und tauschte sich unermüdlich mit den anderen über politische Ansichten und Gesinnung aus und nahm fortan an sämtlichen Übungen teil, denen man als Reservist eben beiwohnen konnte.

Meine Einstellung dazu war und ist bis heute quasi zwiegespalten.
Ich persönlich halte nichts von Kriegsführung und der Vorliebe zu Waffen, bin ein sehr friedlich gesonnener Mensch.

Die Grausamkeiten und Brutalität, die sich während des Krieges zeigen, verabscheute ich schon immer.

Mein Mann jedoch brauchte diese Art der Beschäftigung offenbar, sprach er doch über nichts anderes mehr.
Er war der Meinung, dies helfe ihm bei der Bewältigung seines Problems.

Also war ich ganz froh, dass es überhaupt etwas gab, woran er sich festhalten konnte.

Zwar empfand ich die Ausmaße schon bedenklich, da sich schon sehr bald seine gesamte Welt um die Arbeit der Bundeswehr drehte, die zu seinem Lebensinhalt wurde. Gleichzeitig beruhigte ich mich mit dem Gedanken, er wüsste schon, was er da tat.

Seine Angst vor dem Einschlafen ließ ihn sehr oft die gesamte Nacht wach im Büro an seinem Rechner verbringen. Darüber sprachen wir häufig.

Er erklärte mir, dass ihn beim Einschlafen die grauenvollen Bilder und Eindrücke seiner Nahtoderfahrung einholten und quälten.

Offenbar erlebte er den Moment, in dem sein Körper buchstäblich gegrillt wurde, immer wieder.

Oft saß er vollkommen übernächtigt, geradezu apathisch am Schreibtisch und starrte ins Leere, fast unheimlich.

Ihn plagten Wahnvorstellungen, ein Fluch oder „etwas anderes" wolle ihn in den Wahnsinn treiben, aus dem Haus jagen.

Für seine Halluzinationen brachte ich sehr viel Verständnis auf, informierte mich sogar über Vorbesitzer / ehemalige Bewohner dieses Hauses, um eventuell Zusammenhänge zu erkennen und uns vielleicht spirituell irgendwie weiterzuhelfen.

Zudem verfolgte ihn die Vorstellung, man meine es nicht gut mit ihm, nahezu überall hin.

Er bekam beinahe täglich Post, in welcher hauptsächlich Mahnungen und Zahlungsaufforderungen zu finden waren, welchen er finanziell schon lange nicht mehr nachkommen konnte.

Ständig ereilten uns neue Schwierigkeiten, von denen ich lange Zeit glaubte, sie hätten mit dem Karma meines Mannes zu tun.

Dinge, die schief laufen, zeigen dem Menschen oft auf, dass seine bisherige Lebensweise wohl nicht in Ordnung war.

Dinge passieren, um dem Menschen einen vorgehaltenen Spiegel aufzuzeigen, in den er gezwungen wird, hineinzusehen.

Mit dem „Geschwätz" über Karma und den Sinn des Lebens brauchte ich ihm sowieso nicht zu kommen, im Gegenteil – davon durfte ich erst gar nicht sprechen.

Sobald ich das Thema anschneiden wollte, schrie er verunsichert und wütend auf, ich solle nicht wieder damit anfangen. Mein Mann war sich dessen nie bewusst, was er falsch gemacht haben könnte, wo er anders hätte handeln müssen usw.

Wies man ihn darauf hin, flippte er aus und fragte, WAS er denn so schlimmes verbrochen hätte, dass man ihn nun so hart dafür bestrafen würde.

Seine Hilflosigkeit ließ ihn dann lauter werden, der Versuch eines Gespräches war zum scheitern verurteilt.

Die Tatsache, dass ich ihm nicht helfen konnte, da er sich nicht helfen ließ, quälte mich wirklich sehr.
Jedes hinzugekommene Problem warf ihn förmlich aus der Bahn und ließ ihn daran verzweifeln.
Ich wusste schon bald nicht mehr, was ich noch dazu sagen sollte.

Mit jedem Zusammenbruch machte ich ihm erneut klar, ich wäre immer für ihn da, stünde ihm bei usw.
Leider brachte meine uns nicht weiter, denn ich hielt ihm vergeblich meine Hand hin, die er nur zu nehmen brauchte.

Seine Erklärung, er würde sich der helfenden Hand bei Bedarf annehmen, solange sollte ich diese einfach weiterhin bereit halten.
Er musste Hilfe von sich aus annehmen – was er im Grunde nie tat.

In seinem bisherigen Leben kam er immer ohne Hilfe aus,

half sich selbst am besten. Also versuchte er auch jetzt noch, alles mit sich allein auszumachen. Schließlich war er immer ein Einzelkämpfer.

Von professioneller Hilfe sah er ganz und gar ab.
Mein Mann war und ist sich sicher, für ihn gäbe es keine nennenswerte Hilfe.
Deshalb wurde erst gar kein Fachmann ausfindig gemacht.
Als privat krankenversicherter Patient habe man sämtliche Kosten selbst zu tragen, was er nicht einsähe. Das bekäme er auch selbst hin.

Das posttraumatische Belastungssyndrom (**PTBS**) zeigte sich bei meinem Mann wohl auch schon früher; ihn holten die grausamen Erinnerungen seines Einsatzes im Ausland während des Krieges ein.

Dadurch veränderte sich sein Wesen, psychisch gesehen würde ich vorsichtig von dauerhaften Wahnvorstellungen sprechen.
Bestimmte Auslöser brachten Panikattacken hervor; durch Schlafmangel wurde er zunehmend gereizter...

In seiner Vergangenheit habe er bereits mehr als einen Psychologen / Psychiater deswegen aufgesucht. Doch sie erzählten ihm wohl alle das gleiche, niemand half ihm wirklich weiter. Therapeutische Maßnahmen für seine

PTBS schien es damals noch nicht gegeben zu haben.

Er erklärte, dass so viele Soldaten unter dieser Störung leiden, mit der sie letztlich alle alleingelassen würden, da sich noch keine hilfreiche Behandlungsmethode gefunden habe.

Trotz meiner Sorgen um meinen Mann ließ ich seine Erklärung so stehen, nahm seine Aussagen dazu hin und recherchierte still und leise weiter vor mich hin.
Leider fand ich nichts, was seine Angaben widerlegen würde.
Es schien keine akute Anlaufstelle zu geben, mit der ihm wenigstens in kritischen Momenten geholfen wäre.

Eine Selbsthilfegruppe kam für ihn nicht in Frage, er wäre nicht der Typ, der seine Hosen in einer Runde gestörter Leidensgenossen einfach runter lassen könnte.

Ich verstand, was er meinte, akzeptierte seine Ablehnung zähneknirschend und wurde zunehmend passiver.

Wenn alle meine Recherchen, gedanklichen Bemühungen, Vorschläge zur Besserung schon im Vorfeld konsequent in den Wind geschlagen würden, könnte ich meine Energie schließlich auch für sinnvollere Dinge einsetzen.

Wir lebten immer mehr aneinander vorbei, lebten uns

meiner Meinung nach sogar auseinander.
Er sah das natürlich immer anders...

Schließlich habe er den Bund der Ehe mit mir geschlossen, damit wir einander in guten wie in schlechten Zeiten beistehen.

Dass eine Partnerschaft in schwierigen Zeiten nicht unbedingt harmonisch verläuft, sei keine Seltenheit und völlig normal, sagte er.

Ich widersprach ihm diesbezüglich nicht, denn den Zusammenhalt hielt auch ich für wichtig und Notwendig.

Auch ich hatte die Vorstellung davon, dass gemeinsam bewältigte Krisen die Menschen meist auch noch enger aneinander schweißen.

Bei uns hatte ich jedoch mehr das Gefühl, dass jeder sein eigenes Leben für sich lebt und kaum noch am Leben des anderen beteiligt war.
Hand in Hand arbeiteten wir nicht unbedingt zusammen.

Schon wenige Wochen nach seinem Unfall erkannte ich schließlich, dass ich ihn einfach mal machen lassen musste, auch, wenn ich ganz anderer Meinung war.
Er betonte so häufig, sich selbst schon einmal therapiert zu haben und das sogar mit Erfolg, dies schaffe er auch

ein weiteres mal.

So unsinnig ich das auch fand, mir blieb keine andere Wahl, als ihn machen zu lassen, was er für richtig hielt.

Natürlich war ich auch weiterhin für ihn da, allerdings schien er mich zunehmend weniger wahrzunehmen. Er sah selbst nicht, wie sehr er sich ins Abseits bewegte und somit immer weiter von mir weg geriet.

Seine Wahrnehmung wich manchmal so stark von der Realität ab, dass es mir Angst machte.

Erstens kam ich gegen ihn und seine Überzeugungen sowieso nicht an und zweitens würde ich alles nur verschlimmern, wenn ich ihm nun auch noch versuche, zu erklären, dass die Dinge oft gar nicht so schlecht wären, wie er sie sähe oder empfinde.

Offensichtlich erlebte er seine verwirrten Zustände selbst auch als noch verwirrender, weshalb er mich manchmal ganz aufgebracht dazu aufforderte, ich solle endlich damit aufhören ihm etwas einzureden.

Seine Befürchtung, durch mich (oder durch etwas anderes) manipuliert zu werden, konnte ich nachvollziehen.

Woher sollte er auch wissen, dass seine Sinne ihm nicht ganz die richtigen Bilder und Eindrücke vermitteln?

Was macht mich nun so sicher, dass meine Eindrücke immer der Realität entsprechen?

In beiden Wahrnehmungen (in seiner wie auch in meiner) steckt mit Sicherheit ein beträchtlicher Teil, der realistisch eingestuft werden kann.

Ich nahm damals regelmäßig Medikamente ein, um meine bipolare Störung einigermaßen umgänglich zu machen, mit Erfolg.

Mein Mann nahm dies jedoch gern zum Anlass, mich als die „Verrückte" zu bezeichnen, um von sich abzuwenden. Die Tabletten waren für ihn Beweis genug dafür, dass der vorherrschende Wahnsinn gar nicht von ihm ausging, sondern von mir!

Um weitere Streitereien zu vermeiden, mussten wir die Diskussionen immer recht zügig beenden, nachdem sie überhaupt begonnen hatte.
Die Ehe lief auf Sparmodus einigermaßen weiter, verlief aber irgendwie ins Leere.

Wahrscheinlich wäre viel einfacher, über eine Partnerschaft zu berichten, in der nur einer eine psychische Störung vorweist, während der andere *bodenständig und stabil ist.*

Ob die Konstellation „gestört & gesund" jedoch die bessere ist im Vergleich zu uns beiden, kann ich nicht mit Sicherheit sagen.

Immerhin brachte er damals, als ich ihm von der Diagnose erzählte, allmählich Verständnis auf und lernte, mit meinen Symptomen zu leben und umzugehen.

Ich erkannte, dass für ihn nicht immer leicht gewesen war, meine Schwankungen und andere Symptome hinzunehmen.

Bis heute allerdings zeigte sich mir immer deutlicher, wie schwer ihm das gefallen sein muss, da ich nun Verständnis für seine Situation aufzubringen versuche, was mir jedoch auch nur teilweise gelingt.

Der Rest bezieht sich auf subjektive, auf eigene Empfindungen. Man sieht die Dinge aus seiner Sicht und interpretiert sie auf eigene Weise.

Manche (meiner) Eigenschaften können sich innerhalb einer Beziehung ungünstig auswirken und sie im schlimmsten Fall zerrütten, was sich nicht zuletzt an der Beschaffenheit des Partners richtet.

Ein Magnet für „Verrückte"

Rückblickend auf die Beziehungen in meiner Vergangenheit muss ich gestehen, dass beinahe jeder meiner Ex-Partner selbst ein wenig „verrückt" gewesen sein dürfte. Natürlich meine ich das im übertragenden Sinne.

In gewisser Weise waren alle meine ehemaligen Partner nicht unbedingt die normalsten, bei jedem gab es psychische Defizite, wenn man das so sagen kann.
Ich bekam früher häufiger von Freundinnen zu hören:
„Irgendwie ziehst du diese Typen magisch an.
Du hast bestimmt so etwas wie einen Magneten für Verrückte an dir!"

Im Nachhinein würde ich fast sagen, dass ich mich wahrscheinlich unbewusst für Typen entschieden habe, die ein bisschen sonderbar im Sinne von herausragend waren.
Ich hielt solche eben für passend für mich, denn mein Partner musste ja schließlich auch mit meinen Besonderheiten dauerhaft klarkommen können.
Außerdem fand ich gänzlich normal tickende Männer todlangweilig und so gar nicht anziehend.

Einen Mann, der schlichtweg Seriosität und Konservativität ausstrahlt, würde ich selbst in der heutigen Zeit nicht einmal wahrnehmen geschweige denn toll finden. Für was auch?!
Für seine Geradlinigkeit?
Seine spießige Art?

Oder etwa dafür, dass er nie vom rechten Weg abkommt, weil er keinerlei Risiko eingehen würde?
Wohl kaum, denn so jemand würde um eine Frau wie mich von sich aus schon einen riesigen Bogen machen.

Wenn ich darüber nachdenke, welche Art Mensch wohl „mein idealer Partner" darstellen würde, muss ich mit dem Kopf schütteln und vor mich hin grinsen.
Das Dilemma an der Sache ist nämlich folgendes:

Jemand, der selbst in irgendeiner Weise psychisch gestört / beeinträchtigt ist, hat ja nun auch so seine Macken.

Wenn diese Macken mit meinen aufeinanderprallen, kann sich das entweder witzig, abenteuerlich, bereichernd erweisen, oder aber auch katastrophal, chaotisch und zum scheitern verurteilt sein.
Ein normales Level gibt es hierbei nicht.

Mal abgesehen davon, dass eine Beziehung, die beidseitig durch gewisse Eigenschaften geprägt wird, mit der Zeit sehr anstrengend wird, empfinde ich zu Beginn erst mal immer alles als spannend und aufregend.

Wie anstrengend das später noch werden wird, ist mir unterschwellig zwar schon fast klar, allerdings nehme ich das in Kauf, da ich zu der unverbesserlichen Sorte Mensch gehöre, die selbst die schwierigste Partnerschaft noch als lohnend sehen, „solange man einander wirklich liebt"!

Meine Partnerwahl fiel nicht nach einem Schema oder etwas in der Art aus, nein.
Vergleiche stellte ich dahingehend sowieso nie an, da ich jeden Menschen erst einmal als einzigartig sehe.

Ein einziges mal ging ich tatsächlich eine Beziehung mit jemandem ein, der offenbar „normal" zu sein schien!

Für mich ist heute noch fraglich, wie sich meinerseits ein ernsthaftes Interesse an einem so „staubtrockenem" Mann entwickeln konnte.

„Hey, da hast du ja endlich mal einen normalen Mann! Glückwunsch!" - so reagierte mein Umfeld auf ihn.
Die Beziehung hielt natürlich nicht sehr lange, aber immerhin ganze 4 Jahre.

Er stellte jedoch schon bald fest, dass er mit meiner „ausgeflippten" Art nicht immer zurecht kam. Was ihn anfangs noch total an mir zu faszinieren schien, störte ihn später umso mehr.

Meine Tochter ging aus dieser Beziehung (und auch Ehe) hervor, was sicherlich der Beweis dafür ist, dass unsere Entscheidung, es miteinander zu versuchen, definitiv nicht falsch war.

Es hatte jedoch nicht sollen sein, und so trennten wir uns ohne großen Zinnober voneinander.

Familie

Die Familie eines bipolar Gestörten hat es auf jede Fall nicht leicht, soviel ist klar.
Allein die Wahrnehmung des Erkrankten unterscheiden sich sehr von der des Partners oder der Kinder.

Hinzu kommen die Stimmungsschwankungen, die den Umgang mit ihm fast so gefährlich erscheinen lassen, als betrete man ein Minenfeld. Ein falscher Schritt – und es knallt gewaltig.

Kinder haben die größten Probleme damit, Verständnis aufzubringen.

Sofern diese nämlich aufgeklärt sind über die Symptome von Mama oder Papa, gilt es nämlich weiterhin, dies korrekt umzusetzen.

Wenn innerhalb einer Familie nicht wirklich alle an einem Strang ziehen, entwickelt sich eine Familiensituation zur Tortur für jeden der Beteiligten.

Zu aller erst sollte der Partner ausführlich eingeweiht werden, was dessen uneingeschränkte Bereitschaft erfordert.
Sobald sich dieser nämlich nicht interessiert zeigt oder sogar genervt ist von „ständigen Ausflüchten", die er in den Erklärungen über bestimmtes Verhalten zu sehen neigt, kommt man nur noch schwer an die Kinder heran.

Gehen wir zum Beispiel von einer manisch-depressiven Mutter aus, die wieder einmal mit stark geröteten Augen im Bett liegt und scheinbar lethargisch ins Leere starrt.

Was mag so ein Kind in diesem Moment über seine Mutter denken?
Ihm entgeht natürlich nicht, dass die Mutter offensichtlich geweint hat.
Wenn sie im Bett liegt, scheint sie müde zu sein.

An der Stelle sollte sich im optimalen Fall ein Vater finden, den die Kinder ansprechen können, den sie fragen können, was mit Mama los ist.

Der Vater nimmt seiner Partnerin eine große Last ab, indem

er sich bereit erklärt, den Kindern möglichst einfühlsam zu erklären, warum die Mama gelegentlich weint oder häufiger im Bett liegt, als üblich.

Für den Fall, dass Eltern getrennt leben (was im Falle einer bipolaren Störung kein Einzelfall ist), sollte der Vater zumindest telefonisch für seine Kinder erreichbar sein - für alle Fälle.

Aber auch eine Oma, Tante, eine gute Freundin oder Nachbarin kann sich als hilfreich erweisen, wenn diese für die Kinder immer dann greifbar ist, wenn sie nach Erklärungen für Mamas seltsames Verhalten suchen.

Müttern wird sowieso grundsätzlich zu einer Therapie geraten, in der sie lernen, trotz ihrer Störung einen menschlichen Umgang mit Kindern und ihrem Partner zu pflegen.

In Familientherapien werden auch Angehörige darüber unterrichtet, wie sie sich wann zu verhalten haben.
Von größter Wichtigkeit ist in jedem Fall, dass man Kindern immer wieder erklärt, dass diese nicht etwa die Ursache für auffälliges Verhalten ihrer Mutter sind.

Ein Kind sieht sich schnell als Schuldigen an, was Mutters Tränen oder hysterisches Kreischen angeht.

Wenn man ein Kind danach fragt, ob es sich die Ausbrüche der Mutter erklären kann, wird es zumeist antworten:

„Für Mama bin ich bestimmt zu anstrengend.
Mama weint, weil sie traurig ist darüber, dass ich ihr nicht gehorcht habe...
Vielleicht wünscht sich die Mama, dass ich besser in der Schule bin.
Mama ist bestimmt gestresst, weil ich ihr hier zu wenig helfe...“

Wenn sich ein Kind erst selbst den „schwarzen Peter“ zugeschoben hat, ist es höchste Zeit, Hilfe anzufordern.
Dem Druck, dem sich ein Kind von sich aus nämlich aussetzt, kann es unmöglich lange standhalten und so droht es, darunter zusammenzubrechen.

Umso wichtiger ist daher die Aufklärung, die an die jeweiligen Bedürfnisse des Kindes (Alter z.B.) angepasst werden.
Ihm muss verständlich erklärt werden, dass die Mutter leider gereizte Stimmungen kaum kontrollieren kann.

Wie sich die Hormone darauf auswirken, dass eine Mutter phasenweise häufiger weint, wird bestenfalls ein Teenager verstehen können.

Einfacher wäre die Erklärung:

„Sie weint, weil sie traurig ist."

Traurigkeit kommt sicherlich auch unkontrolliert auf, oft sogar grundlos.
Die Aussage ist für ein Kind zwar immer noch schwer nachzuvollziehen, aber es versteht zumindest, dass die Traurigkeit grundlos aufkam.

Dadurch kann von vornherein verhindert werden, dass das Kind den Grund sofort bei sich sieht und es lernt, dass mancher Mensch eben auch grundlos traurig sein kann.
Die Pubertät führt früher oder später ohnehin dazu, dass dies am eigenen Leibe erfahren wird.

Je genauer eine Mutter (genauso auch ein betroffener Vater) die eigene Wahrnehmung zu deuten weiß, umso besser für die Kinder.

Häufig geschieht es, dass z.B. eine schlechte Schulnote am gestrigen Abend noch müde belächelt wurde. Mutter oder Vater sah die Benotung nicht dramatisch und erklärt dem Kind, dass es beim nächsten mal bestimmt besser klappen wird mit einer guten Note.

Schon einen Tag später, wenn das Kind die schlechte Zensur vom Elternteil unterschreiben lassen möchte, kann sich dieser plötzlich ganz anders zeigen. Für das Kind ist umso unerklärlicher, wieso man gestern noch getröstet wurde und für die gleiche Zensur jetzt auf einmal angeschrien wird.

Kinder begreifen die Welt auf ihre etwas einfachere Weise, so erklären diese sich auch unterschiedliche Reaktionen mit ihren eigenen Worten.

Entweder, sie können es sich gar nicht erst erklären, oder aber sie erfinden abstrakte Antworten und Rückschlüsse, an denen sie letztlich zu zerbrechen drohen.

„Eigentlich wollte Mama gar nicht wegen der Note schimpfen, aber dann fiel ihr ein, dass ich irgendwann für sie sorgen muss. Das kann ich nur, wenn ich einen anständigen Beruf gelernt habe, den man aber nicht mit schlechten Noten ausüben kann."

Was mag wohl ein Kind denken, dessen Vater über mehrere Tage übermäßig viel schläft?
„Papa war bestimmt die ganze Nacht lang wach.
Vielleicht ist Papa krank und muss sich gesund schlafen.
Papa schläft wahrscheinlich gar nicht, sondern tut nur so, um zu kontrollieren, ob ich auch brav bin..."

Als mich meine Tochter in den Ferien besuchte, befand ich mich zeitweise auch in den Phasen des überhöhten Schlafbedürfnisses. Die Kleine ließ sich nicht nur bei ihrem Vater darüber aus, sondern gab auch mir zu verstehen, dass sie das doof fände.

„Weißt du, Mama, da komme ich in den Ferien extra zu dir und freue mich... ich denke, du freust dich dann auch auf mich.
Aber anstatt wir dann was schönes zusammen machen, schläfst du lieber den ganzen Tag. Manchmal denke ich, du willst mich gar nicht bei dir haben..."

Ich kann kaum in Worte fassen, wie unfassbar traurig mich das machte.
Natürlich freute ich mich über meine Tochter!
Ich erklärte ihr also umgehend, warum ich so müde war und bat später auch ihren Vater am Telefon darum, dem Kind vielleicht etwas mehr entgegenzukommen.
Sie sollte auf gar keinen Fall denken, ich wolle sie nicht bei mir haben. Also erklärte ich auch ihm, woran das lag und dass es sich hierbei meist um eine Phase von um die drei Tage handelte.

Da ich mich nicht wirklich darauf verlassen wollte, dass ihr Vater die richtige Erklärung an sie richten würde und nicht einfach alle ihre Befürchtungen bestätigen sollte, aus reiner Bequemlichkeit, musste ich selbst handeln.

Ich versuchte, mit allen Mitteln wenigstens so weit gegen diese Müdigkeit vorzugehen, dass diese mich erst am Abend überkommt. Tagsüber wollte ich fit sein und die Zeit mit meiner Tochter genießen.

Zugegeben, es war manchmal ein übelst harter Kampf, wach

zu bleiben und mit ihr ins Schwimmbad zu gehen, ganze 3 Stunden mit ihr dort zu verbringen und anschließend noch mit ihr essen zu gehen.

Ich hielt solch einen Tag jedoch durch und umso verständnisvoller reagierte mein Püppchen dann am Abend, als ich hundemüde ins Bett fiel und sie mich in den Schlaf kraulte.

Gereizte Stimmung ging an der Kleinen auch nicht spurlos vorbei, doch das hatte sie inzwischen gut verstanden.
Die Gereiztheit hatte nichts mit ihr zu tun, selbst dann nicht, wenn ich sie versehentlich anfuhr.

Zum einen entschuldigte ich mich umgehend für meinen rauen Tonfall und zum anderen durfte sie dafür einfach länger aufbleiben, oder wir spielten zusammen, oder ich entschädigte sie auf andere Weise.
Sie sollte nie das Gefühl haben, ich sei manchmal nicht ansprechbar für sie.

Dieses Beispiel soll verdeutlichen, wie wichtig es ist, seine Kinder (und auch den übrigen Familienmitgliedern)möglichst gut und altersgerecht über die manisch-depressive Erkrankung aufzuklären.

Ob nun eine Partnerschaft oder sonstige Familiensituation vorliegt, die Erkrankung darf nicht verdrängt oder gar totgeschwiegen werden.

Es bedarf der eigenen **Offenheit**, sich selbst seiner Erkrankung bewusst zu werden und trotzdem möglichst friedlich mit seinen Angehörigen auszukommen.

Das Gleiche gilt auch für den Freundeskreis, soweit dieser noch bestehen dürfte.

Wir sind nun am Ende des Buches angelangt.

Ich hoffe, dass ich hiermit jedem einen aussagekräftigen Einblick in meine bipolare Welt ermöglichen konnte.

Zum Schuss möchte ich jedoch noch auf ein ernstes Thema zu sprechen kommen, dem Suizid.

Zum Schluss - Suizidgedanken

Selbstmordgedanken ~ sind mit Sicherheit die dunkelste Seiten der manisch-depressiven Erkrankung überhaupt.

Als Syndrom oder Begleiterscheinung der Erkrankung kann ich keine wirklich positiven Umkehrungen im Suizid erkennen...

Um sein Leben unbedingt beenden zu wollen, muss man unfassbar verzweifelt sein.
Niemand sehnt sich nach dem Tod (und nach Frieden), wenn es ihm gut geht oder er glücklich ist.

Den Tod wünscht man sich, wenn man das Leben satt hat oder es einfach nicht mehr ertragen kann.

Das heimtückische an einer bipolaren Störung ist, dass man sich zwischen Leben und Tod hin und herbewegt und immer wieder beiden Seiten begegnet.

Suizid an sich muss nicht zwingend in Erscheinung treten, trotzdem verspürt man den „Schatten", die dunkle Seite...

Sich umbringen möchte man vielleicht (noch) nicht, aber man hasst es trotzdem (mehr oder weniger), am Leben zu sein. Der Zweifel an der eigenen Existenz ist düster und schattig genug angesiedelt.

Je ausgeprägter man an sich oder seinem Leben zweifelt und zugrunde geht, umso eher stellt sich der Wunsch ein, all dem ein Ende zu setzen.

Der Rückzug aus dem realen Leben und die Flucht in die Einsamkeit ist im übertragenen Sinne schon ein bisschen wie „sterben".

Suizid-Gedanken gelten als Teil der Symptome von bipolaren Störungen.

Selbstmordgedanken sind ernstzunehmende Begleiterscheinungen, die einem Erkrankten das Leben insgesamt zur Hölle machen können, obwohl das Leben an sich schon als Qual empfunden wird.

Angehörige eines bipolaren Menschen geraten beim Thema Selbstmord schnell an ihre eigenen Grenzen!

Mangelndes Verständnis für die unterschiedlichen Symptome lassen sie ohnehin schnell überfordert wirken im Umgang mit dem Erkrankten.
Scheinbar machen sie es ihm / ihr nie recht, was die ständig aufkommenden Stimmungsschwankungen häufig vermuten lassen.

Eben noch so überglücklich darüber, das eigene Kind nach der Schule in den Arm nehmen zu dürfen, reagieren sie kurz darauf aufbrausend und beinahe unmenschlich (so vom Kind wahrgenommen) darüber, dass es eine schlechte Zensur unterschreiben lassen sollte.

Verständlicherweise ist für ein Kind (egal welchen Alters) in diesem Moment kaum nachvollziehbar, warum sein Elternteil zuerst so glücklich und im Anschluss dann genau gegenteilig reagierte.

So hört man gelegentlich von sogenannten **„Rabenmüttern"**, die zeitweise unbeherrscht erscheinen und ihre Kinder ungerechtfertigt verbal oder sogar körperlich angehen.

Das Beispiel eines etwa 12-jährigen Mädchens zeigt deutlich, wie schwierig die Beziehung zwischen ihm und ihrer schwerst manisch-depressiven Mutter zu sein scheint:

Das Mädchen kennt beide Seiten seiner Mutter, die aufbrausende und häufig auch gewaltsame Seite, wie auch die fürsorgliche, liebevolle.

Da Kinder jedoch nur selten wirklich erfassen und verstehen können, weshalb die Stimmung sich so wechselhaft zeigt, beziehen sie diese meistens auf sich selbst und ihre vermeintlichen Unzulänglichkeiten.

Kinder neigen ohnehin sehr oft dazu, Wutausbrüche, „Heulkrämpfe" sowie Streitigkeiten der Eltern auf sich zu beziehen.
Sie gehen schnell davon aus, dass emotionale Ausbrüche sich deshalb ereignen, weil sie etwas falsch machen oder ihr Elternteil durch was auch immer bitter enttäuscht zu haben.

So ergibt sich im Gegenzug öfter der Wunsch des Kindes, in dem Fall der Mutter eine Freude zu bereiten, indem es nach der Schule die Wohnung aufräumt und putzt.

Auf dem Küchentisch liegt ein Zettel, auf dem steht, dass die Mutter noch beim Arzt sei und sich beeilen würde mit dem

nach Hause kommen. Das Mädchen solle ruhig schon mit den Hausaufgaben beginnen, so die Mutter.
Es begibt sich hochmotiviert an die Arbeit und achtet bei allem auf größte Sorgfalt, Hausaufgaben wurden heute nämlich keine aufgegeben.

„Da wird Mama aber staunen, wenn sie nach Hause kommt!" - mit solchen Gedanken bemüht sich die Kleine, eifrig den Boden zu saugen und zu wischen, sie erledigt den Abwasch und räumt alles gewissenhaft an seinen Platz.

Zu guter Letzt wärmt das Mädchen noch rasch eine Dosensuppe auf, damit die ewig gestresste Mutter nicht noch kochen muss.
Die kleine betrachtet zufrieden das Ergebnis ihrer Arbeit und deckt nun noch liebevoll den Tisch für sich und ihre geliebte Mutter.

Am Tisch sitzend erwartet das Mädchen sehnsüchtig die Heimkehr der Mutter, während die Suppe so langsam kalt wird.
Als sich nun endlich die Wohnungstür öffnet, läuft die Kleine ihrer Mutter entgegen und berichtet ganz stolz von ihrer erbrachten Leistung. Sie führt die überraschte Mutter an den Esstisch und bittet diese, dort Platz zu nehmen.

Die Mutter (die von ihrem Arzt nicht die gewünschten Medikamente zur Beruhigung verschrieben bekam), schiebt zunächst den Teller lustlos von sich weg mit den Worten:

„Das hast du schön gemacht, aber ich habe keinen Hunger, mein Schatz!"

„Aber Mama, du musst doch etwas essen, es ist auch nichts angebrannt, ich habe bloß die Dose geöffnet und den Teller in die Mikrowelle getan. Wenn du willst, mache ich dir die Suppe

gern noch mal warm.“

„Nein wirklich, ich habe keinen Hunger! Nun lass mich erst mal ankommen, wieso hast du überhaupt so sauber gemacht? Hast du etwa schon wieder was ausgefressen?“

„Nein Mama, ich wollte dir nur eine Freude machen, ehrlich. Einfach so. Außerdem haben wir heute keine Hausaufgaben aufbekommen.“

„Kind, sei mir nicht böse, aber ich bin wirklich sehr gestresst und habe keinen Nerv, jetzt mit dir zu diskutieren... Geh doch bitte in dein Zimmer und mach deine Schularbeiten, ja?“

„Mami, hast du denn nicht zugehört? Ich habe keine Aufgaben auf heute.“

Die Mutter, die nur halbherzig hinsah und hinhörte, verliert nun endgültig die Nerven und schreit das arme Mädchen plötzlich aus dem Nichts heraus an:

„Sag mal, kannst du nicht einmal ein braves Kind sein und mich in Ruhe lassen? Warum tust du nie, was ich dir sage? Beweg deinen Hintern endlich in dein Zimmer und lass mich in Frieden hier sitzen!“

Das Mädchen ist zutiefst erschrocken und begreift nicht, was es nun wieder falsch gemacht hat. Resigniert räumt sie zunächst den liebevoll gedeckten Tisch wieder ab, wobei sie einen der Teller unglücklich hält und etwas Suppe auf den Tisch schwappt.

„Du missratenes Gör, es reicht!“

Die Frau verliert die Beherrschung, verpasst der Kleinen eine gehörige Ohrfeige und schreit weiter:

„Ungehorsames Stück, du! Anstatt zu gehorchen, machst du mir hier auch noch alles schmutzig! Raus mit dir, aber sofort!"

Sie bricht in Tränen aus und wischt halbherzig die Suppe vom Tisch, was das Mädchen schon nicht mehr mitbekam, da es sich ehrfürchtig und hastig in sein Zimmer begeben hatte.

In Tränen aufgelöst sitzt nun die Mutter am Tisch, da sie ihrem Kind gar nicht wehtun wollte. Ihr Gewissen quält sie und vermitteln ihr das Gefühl, eine mehr als schlechte und unfähige Mutter zu sein.

Sie lässt das arme Mädchen allein in der Wohnung zurück und fährt mit quietschenden Reifen fort.
Am Steuer kämpft die Mutter weiter mit ihren Tränen und sieht sich außerstande, weiterhin für ihr Kind da zu sein. Dem Kind ginge es sicherlich besser, wenn es nicht unter einer so grausamen Mutter leiden müsste, eine Frau, die ihr Leben nicht auf die Reihe bekommen würde.

Gedankenverloren sieht die verzweifelte Frau nur noch einen Ausweg und rast in einen entgegenkommenden LKW hinein....

Solche oder ähnliche Szenarien ereignen sich viel häufiger, als man glauben mag!

Dieses Beispiel habe ich aus der Erzählung einer Freundin meiner Kindheit entnommen. Die Mutter schien tatsächlich manisch-depressiv gewesen zu sein, die Freundin war jedoch erst 7 Jahre alt, wie auch ich.

Am Ende jedoch nahm sie sich mit einer Überdosis Tabletten das Leben, was für meine damalige Freundin schrecklich gewesen sein musste.

Unsere Klassenlehrerin erfuhr während des Unterrichts von diesem schockierenden Ereignis, woraufhin das Mädchen von seiner Großmutter abgeholt wurde.
Dort lebte sie fortan, kam nur wenige Tage später wieder zum Unterricht und wirkte auf uns alle, als sei nichts geschehen.

Heute würde ich sagen, sie hat wohl verdrängt, was sich damals zugetragen hatte.
Der Verlauf ihrer Entwicklung zeigte, dass das Mädchen wohl nie oder erst sehr spät über den Selbstmord ihrer Mutter hinweggekommen war.

Ein Angehöriger kann sich nur schwer bis überhaupt nicht erklären, wieso sich der Erkrankte unbedingt das Leben nehmen möchte.

Dafür verfügen sie über viel zu wenig Einblick in den wohl düstersten Teil der erkrankten Psyche.

Bisherige Selbstmordversuche, erscheinen dem Partner, Elternteil oder gar Kind eines manisch-depressiven häufig als sinnlos, werden häufig sogar als egoistisch empfunden.

Als Außenstehender neigt man nicht selten dazu, den Suizidversuch als Streben nach Aufmerksamkeit zu sehen.
Dabei wird eigentliche Sehnsucht des Betroffenen, endlich sterben zu dürfen, stark unterschätzt.

Ein Mensch, der sich bereits mehrfach zu umzubringen versuchte, wollte hierdurch nicht einfach nur die Aufmerksamkeit der anderen auf sich ziehen...

Vielmehr sah er in seinem Leben keinen Sinn mehr, konnte selbiges nicht einmal mehr ertragen.

Die Annahme, er wolle schlicht bemitleidet werden, ist ganz und gar falsch!

Mitleid ist wohl das letzte, worauf jemand aus sein dürfte, wenn er im „Freitod" seine Erlösung sieht.

Trauriger Weise leiden einige Menschen so sehr unter ihrem Dasein, dass sie sich sehnlichst wünschen, endlich sterben zu dürfen.
Das müssten sie nicht, wenn sie ihr Leben angenehm erlebten. einen Weg zurück ins Leben fänden.

Es handelt sich auch hierbei oft um einen schleichenden Prozess, der zunächst mit tieftrauriger Stimmung beginnt, welche von immer längerer Dauer zu werden droht.

Als nächstes meint man, „zu Tode betrübt zu sein".
Einsamkeit, Trauer, Selbsthass... verstärken sich und verschlingen alles in sich.

Man empfindet nicht die geringste Freude an etwas, kann nicht schönes mehr für sich entdecken, erinnert sich nicht einmal an das Gefühl, sich einmal wohl oder sogar gut gefühlt zu haben.

Wie soll man auch im tiefsten Dunkel etwas erkennen können, was einem die Lebensfreude wieder zurück

bringt?
Je dunkler es ist, je tiefer man fällt, umso schwieriger wird
der Weg zurück nach oben werden.

In die Tiefe fällt man von ganz allein...
Aus der Tiefe heraus schafft man es wiederum kaum,
ohne fremde Hilfe!

Wer hier an dieser Stelle niemanden mehr hat, an den er
sich wenden kann, den er um Hilfe bitten kann, scheint
verloren. Von selbst wird man wohl kaum nach Hilfe
rufen, jedenfalls nicht bewusst.

Mancher sendet unbewusst Signale nach außen, die
deutliche Anzeichen dafür sind, dass er dringend Hilfe
benötigt.

Exzessiver Umgang mit Alkohol und Drogen könnte
genauso ein Hilfeschrei sein, wie übertrieben leichtsinnige
Handlungen anderer Art (rasen mit dem Auto,
herumspazieren auf stark befahrenen Straßen,
balancieren auf Brückengeländern, usw.).

Jemand geht ein Wagnis ein, welches er durch
Fahrlässigkeit, Unachtsamkeit bewusst zum höchsten
Risiko für sich macht, indem er sich nicht vorsichtig
verhält sondern den wahrscheinlichen Tod in Kauf nimmt.
Er hat nicht vor, sich umzubringen – er versucht es aber

auch nicht zu vermeiden.

Der „Tanz auf dem Vulkan" wirkt auf Außenstehende wie
„lebensmüde" - genau das will jemand bezwecken:
er will damit ausdrücken, wie müde er seines Lebens ist!
Er kann nicht mehr.

**Suizidgedanken müssen jedoch nicht immer
offensichtlich ausgedrückt werden.**

Betroffene hegen ihre düsteren Gedanken gern auch still
und leise für sich und lassen sich nicht anmerken, womit
sie sich immer mehr beschäftigen.
Von ihnen hört und sieht man erst einige Zeit lang nichts
mehr und niemandem im Umfeld fällt etwas
ungewöhnliches auf.

Manchmal wird ein Suizid-Opfer viele Tage oder Wochen
nach seinem Vergehen tot aufgefunden (meistens in
seiner eigenen Wohnung).

Durch **zunehmendes vernachlässigen sozialer Kontakte**
gerät man zwangsläufig in die Einsamkeit und begünstigt
den Rückzug dadurch um einiges.
Durch **Verschuldung** z.B. in Bekanntenkreis oder unter
Freunden verscherzt man es sich (bewusst oder
unbewusst) mit dem größten Teil seines Umfeldes.
Daneben geraten selbst die innigsten Freundschaften

durch weiteres **rücksichtsloses Verhalten** mehr und mehr ins Wanken.

Wen wundert's, dass spätere depressive Stimmung nach außen hin unbemerkt bleibt?

Freunde, die sich aus Wut oder Enttäuschung heraus von einem abwenden, rufen eben nicht zwischendurch an und fragen einen nach dem werten Befinden.

Sie melden sich absichtlich einige Zeit lang nicht mehr bei einem.
Oft fällt in dessen Umfeld erst spät auf, dass jemand sich schon lange nicht mehr hat blicken lassen.

„Was ist eigentlich mit X? Von dem habe ich schon lange nichts mehr gehört. Was macht er, wie geht es ihm?"

Wer den betreffenden dann aufsucht, findet ihn entweder schon sehr zurückgezogen in seiner regelrecht verkommenen Umgebung vor, im schlimmsten Fall schon tot.

Aber auch lebendig greift nicht selten ein alter Freund so jemanden in seiner vermüllte Wohnung mit überfüllten Aschenbechern vor , umgeben von zahllosen, leeren Flaschen und Verpackungen - gelüftet wurden diese Räumlichkeiten auch schon lange nicht mehr.

Eine darin lebende Person wirkt ungepflegter, je länger diese sich dort eingeigelt hat und wird entsprechend übel riechend wahrgenommen. Offensichtlich hat sich da einer richtig gehenlassen!
Jemand, der so lebt, könnte nicht mehr lange etwas von seinem Leben haben.
Wer unbedingt Suizid begehen will, öffnet nicht einmal mehr die Wohnungstür – für niemanden mehr!

Eine der bekanntesten und bedeutungsvollsten Zitate ist wohl das folgende:

"Wer mit Ungeheuern kämpft, mag zusehn, dass er nicht dabei zum Ungeheuer wird. Und wenn du lange in einen Abgrund blickst, blickt der Abgrund auch in dich hinein."

- Friedrich Nietzsche, Jenseits von Gut und Böse

Ausdrucksstarke Worte mit viel Tiefe in sich – passend, wie „die Faust auf's Auge"!
Der Tiefsinn ergibt sich für mich darin, dass im Grunde genügend Raum für eigene Interpretation vorhanden ist.

DU ALLEIN bestimmst, wie du dich fühlst, wo du sein willst und mit wem du dich umgibst.

DU entscheidest, wer oder was DU bist!

Es geht Dir gut? Freue Dich, das ist Dein Verdienst!
Du fühlst Dich unwohl? Selbst Schuld, fühl' Dich wohler!
Es geht Dir nicht gut? Na, dann mach, dass es Dir gut geht!

„Wer mit Ungeheuern kämpft, mag zusehen, dass er nicht dabei zum Ungeheuer wird...

Was Nietzsche hier als Ungeheuer bezeichnet, passt symbolisch perfekt zu dem, was dunkel in / an uns erscheint.
Weshalb wohl sonst erscheint mir etwas als „nicht geheuer"?
Ungeheuer ist beängstigend, fürchterlich – Angst kann wahrlich grausame Ausmaße erreichen!

Vor etwa 5, 6 Jahren machte ich eine meiner erschreckendsten Erfahrungen überhaupt:

ich war allein und es überkam mich höllische Angst. Die Ungewissheit darüber, was gerade mit mir geschah ängstigte mich so sehr, dass ich innerhalb von Sekunden klatschnass war – Angstschweiß!
Ich hörte Stimmen, die aus mir zu kommen schienen, aus dem tiefsten Inneren... daneben meinte ich, bewegliche Schatten zu sehen, unheimlich!

Das waren meine „dunklen Seiten", meine Ungeheuer!
Ungeheuerliche Gedanken führten dazu, dass ich sie nicht mehr nur dachte, sondern auch hören und sehen konnte.
Das „schlechte" in mir wurde mir vor Augen geführt.
Selbstvorwürfe, *ich hätte versagt, mein Leben endgültig ruiniert, machten meine „Ungeheuer" lebendiger!*

Mir selbst zu verzeihen war der einzige Weg, die Ungeheuer loszuwerden.
Ich musste vergeben, mir, den anderen, der Welt verzeihen.
Je länger ich mich selbst verurteilt hätte, umso ungeheuerlicher schien ich mich wahrzunehmen!
Ich sollte aufhören, mit mir zu kämpfen und endlich Frieden mit mir schließen.

…. Und wenn du lange genug in einen Abgrund blickst, blickt der Abgrund auch in dich hinein."

Warum sonst werden unsere „dunklen" Seiten gern „abgründig" genannt?
Man spricht nicht selten über die „tiefen Abgründe der menschlichen Seele".
Versuche nicht, schlechtes (unangebrachtes, verletzendes, zerstörerisches) Verhalten zu rechtfertigen.

Erkenne, was du besser machen kannst.

Zeige, dass du es besser weißt!

Wurdest du geschlagen?
Das war sicherlich schmerzhaft für dich, richtig?
Doch du fühlst dich nicht besser, wenn du deshalb auch andere schlägst!

Der, den du verletzt, erfährt das gleiche wie du vorher.
Nimmt dir das den Schmerz? Ändert das etwas an deinem erfahrenen Schmerz?
NEIN, tut es nicht! Deine Erfahrung an Schmerz bleibt bestehen!

„Genugtuung" bildet man sich ein, denn logisch gesehen kann dein Opfer nichts dafür, dass du selbst mal Opfer warst!
Du verdoppelst nur den Schmerz, da du ihn selber erfahren musstest und zusätzlich den Schmerz eines anderen verschuldest. Willst du das wirklich?

Sei gut zu anderen, lass andere sich gut fühlen...
Du wirst staunen, wie gut du dich danach erst fühlst!

Entferne dich von deinem Abgrund, du musst nicht ständig hineinsehen, du kennst ihn doch längst!

Siehe nach vorn, nach oben, aber sieh nicht wieder nach unten.

Befasse dich mit etwas schönem, etwas angenehmem, fühle dich endlich wohl und ertrinke / versinke nicht im eigenen Unwohlsein!

Such nicht die Nähe der Abgründe, nähere dich den Größen, den wahren Werten, deiner guten Seite.
Erkenne, wie viel Licht in dir ist!
Den Abgrund ständig im Auge zu behalten führt unweigerlich noch weiter in den selbigen hinein.

Meine Interpretation half mir in meinen schwersten Zeiten, über die „Dunkelheit" hinwegzukommen.
Auch wenn ich nie daran dachte, mich in herkömmlichen Sinne selbst zu töten – gestorben bin ich trotzdem fast.
Ich wollte mir nie das Leben nehmen, Leben wollte ich in schlimmsten Zeiten aber auch nicht.

Mein Fazit:

Lebe!

Kämpfe um das, was dich weiterbringt!
Akzeptiere, was du nicht ändern kannst.
Trenne dich von dem, was dich runter zieht!